Diagnosis and Treatment of Ectopic Pregnancy

异位妊娠诊断与治疗

主编 罗喜平

SPM 南方出版传媒
广东科技出版社 | 全国优秀出版社
· 广 州 ·

图书在版编目（CIP）数据

异位妊娠诊断与治疗 / 罗喜平主编.—广州：广东
科技出版社，2016.4
　ISBN 978-7-5359-6452-6

　Ⅰ．①异…　Ⅱ．①罗…　Ⅲ．①异位妊娠—诊疗
Ⅳ．①R714.22

中国版本图书馆CIP数据核字（2015）第283873号

策划编辑：杜怡枫
责任编辑：杜怡枫　黎青青
封面设计：林少娟
责任校对：陈　静
责任印制：彭海波
出版发行：广东科技出版社
　　　　　（广州市环市东路水荫路11号　邮政编码：510075）
http：//www.gdstp.com.cn
E-mail：gdkjyxb@gdstp.com.cn（营销中心）
E-mail：gdkjzbb@gdstp.com.cn（总编办）
经　　销：广东新华发行集团股份有限公司
排　　版：广州市友间文化传播有限公司
印　　刷：广东新华印刷有限公司
　　　　　（广东省佛山市南海区盐步河东中心路23号　邮政编码：528247）
规　　格：787mm×1092mm　1/16　印张11.75　字数240千
版　　次：2016年4月第1版
　　　　　2016年4月第1次印刷
定　　价：79.80元

如发现因印装质量问题影响阅读，请与承印厂联系调换。

编委会名单

主　编　罗喜平

副主编　曾俐琴

编　委　（排名不分先后）

曾俐琴　邓庆珊　李海萍　余　凡

王三锋　胡桂英　毛　婷　王　意

和秀魁　黄晓晖　孙小丽

序

　　我与罗喜平教授熟识多年，知悉罗教授和他的医疗团队在妇科领域进行了多年的研究实践，具有精深的学术素养，积累了丰富的一线诊治经验并颇有建树。

　　罗教授医疗团队根据异位妊娠患病类型，结合典型病例，汇集团队的临床心得，编纂而成《异位妊娠诊断与治疗》一书。本书对目前中国妇科一种常见的急症——异位妊娠，进行了精辟的阐述，系统地梳理了各类异位妊娠的诊治要点，见解独到，内容简明、实用。

　　本书每章节的"本章知识"是非常有用的阅读指引，它强调了该章节的重要知识点，可以帮助读者理解和学习；对于青年医生来说，有些医学书籍阅读起来往往很困难，而本书结合各种病例报告，采用通俗易懂的文字阐述患者的临床表现及医生的诊治过程；使用了大量的超声图片、手术图片和病例报告，让读者可以很容易理解各种类型的异位妊娠的临床表现、诊断及治疗；本书的数据信息都来源于编者的临床资料和一线工作时参考的科技文献，在各章节详细列出了文献资料的出处，以便于读者拓展阅读。

　　本书可以供妇科医生临床工作时使用，也可供临床医学学生学习时参考。在我看来，本书对于妇科医生深刻理解并掌握异位妊娠疾病是非常有帮助的，一定可从中获益良多。

黄胡信

2016年2月

前 言
REFACE

　　异位妊娠是育龄女性常见妇科疾病之一，也是常见妇科急腹症。这类疾病像平静的河面，表面看起来水波不兴，却时时暗流汹涌，涉足其中，稍有不慎就会产生巨大的风险。

　　对异位妊娠进行诊断和治疗是每一位妇产科医生的必修课。广东省妇幼保健院妇科的全体同仁从这个方向入手，对自己诊治过的异位妊娠病例进行归纳总结，把治疗经验和心得进行梳理，编成此书，以供同行和患者朋友们分享、参考。

　　本书由十二章组成，涵盖了所有常见的、少见的、罕见的、特殊部位异位妊娠的诊断与治疗，结合典型病例分别讲述了其诊治要点、常见误诊、漏诊及生育结局，旨在向广大妇产科医生全面介绍异位妊娠诊治。

　　本书具有3个显著特点：一是就地取材，书中列举的所有病例均为广东省妇幼保健院临床积累，以病例分析形式，突出介绍了编者的经验和感悟。

　　二是内容全面，基本涵盖了所有部位、各种类型的异位妊娠，全面讲述了诊断和治疗方法，并追踪疾病预后及生育结局。

　　三是图文并茂，书中提供了大量的影像图片和手术照片，资料丰富，内容直观，使读者更易于理解。

　　由于编者的知识水平等方面原因，书中错漏之处在所难免，祈盼海内外同道、读者批评指出。

罗喜平

2016年1月

目录
C O N T E N T S

第一章

异位妊娠概述

本章知识

1. 异位妊娠是受精卵着床于子宫体腔以外部位的妊娠，其中输卵管壶腹部妊娠发生率最高。

2. 炎症、感染和手术引起的输卵管损伤为异位妊娠的主要高危因素。

3. 血hCG联合经阴道超声可提高异位妊娠的早期诊断率。

异位妊娠（ectopic pregnancy，EP）俗称宫外孕，指受精卵着床在子宫腔以外部位的妊娠。宫颈妊娠、宫角妊娠、剖宫产瘢痕部位妊娠等属于宫内妊娠特殊类型，但临床处理与异位妊娠相同，本书仍列入异位妊娠讲述的内容范围。

异位妊娠发病率近年有所升高，由于诊疗技术提高，多数异位妊娠患者在破裂前可得以诊断并治疗[1]。异位妊娠依据发生部位不同，可分为输卵管妊娠、卵巢妊娠、腹腔妊娠及其他特殊部位妊娠（图1-1）。

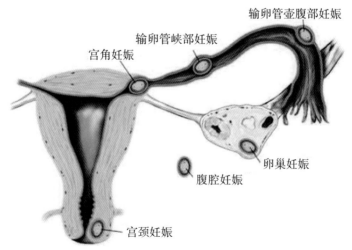

图1-1　各部位妊娠示意
（图片来源：Berek & Novak's Gynecology）

输卵管妊娠约占异位妊娠的95%，其中壶腹部妊娠占输卵管妊娠78%。其他部位少见[2]。

一、病因及高危因素

近年来，我国异位妊娠发病率明显增加[1]，主要原因包括：①近年来女性婚前性行为、首次妊娠人工流产率增加，使得盆腔感染发病率升高。②盆腔炎症导致不孕症女性增加，促进输卵管整形术广泛开展，手术引起输卵管损伤增加。③剖宫产率增加使得剖宫产瘢痕部位妊娠发病率升高。④辅助生殖技术的开展增加了宫内外同时妊娠等特殊类型妊娠的发生率。以上这些高危因素关系复杂，半数以上异位妊娠患者找不到确切病因[3-4]。

1. 输卵管手术史

包括输卵管整形术、输卵管妊娠开窗取胚术、输卵管复通术等。手术造成输卵管部分管腔狭窄或输卵管周围粘连，输卵管通畅度及蠕动功能受损，导致异位妊娠危险性增加9.3~21倍[5]。一次异位妊娠后，再次异位妊娠风险将升高7~13倍，下次妊娠为宫内妊娠的概率为50%~80%，再次输卵管妊娠概率为10%~25%，其余患者出现不孕[6-8]。两次异位妊娠后，重复异位妊娠风险可高达30%[9]。

2. 盆腔感染

盆腔炎、输卵管阻塞和异位妊娠存在密切相关性[10-11]，研究发现，患盆腔炎次数越多，输卵管阻塞发生率越高，同时异位妊娠发生率越高。单次盆腔炎发作输卵管阻塞为13%，两次发作为35%，三次发作为75%[11]。

3. 避孕措施应用

（1）宫内节育器（IUD）：带环妇女比未采用任何避孕方式妇女发

生异位妊娠概率提高40%~80%[12-13]。

（2）绝育：绝育术后输卵管妊娠风险为5%~16%[14-16]，风险大小取决于手术方式，腹腔镜电凝与机械性阻断相比，可以降低妊娠风险，但一旦失败，异位妊娠风险较未行绝育术患者高9倍[14,17,18]。绝育术后输卵管妊娠发生率是7.3‰[19]。绝育术后复通同样增加异位妊娠风险。电凝后输卵管复通术，异位妊娠风险达15%，机械性阻断术后复通，异位妊娠风险小于3%[20-21]。

4. 卵巢手术史

研究表明，卵巢囊肿剔除术或楔形切除术增加异位妊娠风险，可能由于输卵管周围疤痕形成所致[22-23]。

5. 其他原因

（1）流产：异位妊娠和自然流产之间无明确关联[6,8,24]。反复流产（≥2次）异位妊娠风险增加2~4倍，理论上异位妊娠发生率的增加是继发于手术操作不当和术后感染[25]。

（2）不育：在接受不孕治疗的未产妇中，异位妊娠发生率明显增加[6,7,26]。不孕妇女异位妊娠增加与某些特殊治疗相关，包括绝育术后复通、输卵管整形术、诱导排卵及体外受精（IVF）等。

（3）氯米芬及促性腺激素：两者诱导排卵周期，引起激素变化，更易导致受精卵在输卵管着床。1.1%~4.6%诱发排卵导致异位妊娠[7,27]。

（4）子宫发育异常：如孕期口服己烯雌酚孕妇所产女婴，其子宫发育异常，远期追踪异位妊娠发生风险为13%，而子宫发育正常者异位妊娠风险为4%。

（5）峡部结节性输卵管炎、子宫内膜异位症或子宫肌瘤、吸烟等（详见第二章"输卵管妊娠"）。

二、诊断

1. 病史

停经、腹痛及阴道出血在异位妊娠破裂患者中最常见，约50%患者出现以上典型症状。腹痛为患者就诊最常见主诉，但疼痛性质及程度差异较大，无诊断特异性。

2. 体格检查

约一半病例妇科检查可触及附件区包块，但包块大小、质地、活动度及压痛有很大差异。

3. 实验室检查

（1）血hCG：除陈旧性异位妊娠外，多数异位妊娠患者血hCG阳性。临床需注意"幻影hCG"，即患者体内存在异源性抗体，该抗体与检验试剂盒中的抗原相互作用导致血hCG假阳性[28-29]。目前判断血hCG假阳性的方法包括尿hCG试验测定、血清稀释试验及使用异源性抗体阻断剂。

血hCG水平与孕周相关，停经6周内，血hCG水平呈倍数升高。在这段时期，hCG倍增时间相对恒定。妊娠6周后，当血hCG水平超过6 000 IU/L时，hCG上升速度减缓且不恒定。血hCG倍增时间有助于鉴别异位妊娠和宫内妊娠（详见第十一章"不明部位妊娠"）。

（2）孕酮：孕酮在孕5~10周时相对稳定，异位妊娠时水平偏低，且与血hCG水平无相关性。研究发现[28-31]，约70%宫内活胎患者的孕酮水平高于79.5 nmol/L，而异位妊娠患者当中只有1.5%的孕酮水平高于79.5 nmol/L，且多为异位妊娠活胚胎患者。当孕酮水平低于15.9 nmol/L时，宫内妊娠和异位妊娠，均提示胚胎异常，敏感性较高。大多数异位妊娠患者孕酮水平介于15.9~ 79.5 nmol/L。

4. 超声

经阴道超声在评估异位妊娠方面优于经腹部超声。

（1）目前从形态学上识别双蜕膜征（DDSS）为超声分辨妊娠囊和假妊娠囊的最好方法[32]。

（2）宫腔内见胎心搏动可作为宫内妊娠的确诊证据，但需除外宫内宫外同时妊娠[33]，自然周期下（未进行促排卵治疗）其发病概率约为1/30 000[34]。

（3）异位妊娠超声下表现为附件区混合性或实性包块[10-11]，但需注意附件区包块可能为黄体、输卵管积水、卵巢囊肿（如畸胎瘤）或带蒂子宫浆膜下肌瘤。

（4）超声联合血hCG：①若血hCG＞6 500 IU/L，一般经腹部超声可见存活的宫内妊娠，如宫内未见妊娠囊则提示异常妊娠或宫内妊娠失败可能。②如血hCG低于超声可辨识范围，超声于宫内未见孕囊，可能存在以下情况：a.宫内妊娠，因过早而观察不到；b.异常宫内妊娠；c.近期流产；d.异位妊娠；e.未妊娠。

5. 诊刮术

诊刮术在确认胚胎死亡或超声检查不能确定妊娠部位时进行。如诊刮物病理未见绒毛结构，血hCG术后上升，则异位妊娠可能性大。

6. 阴道后穹隆穿刺术

70%~90%异位妊娠患者腹腔内出血可通过阴道后穹隆穿刺发现，其中有50%患者最终诊断为输卵管妊娠破裂[35]。另外，10%~20%异位妊娠患者阴道后穹隆穿刺结果无诊断价值。

7. 腹腔镜检查

为诊断异位妊娠的重要手段之一。

三、异位妊娠诊断流程图（图1-2）

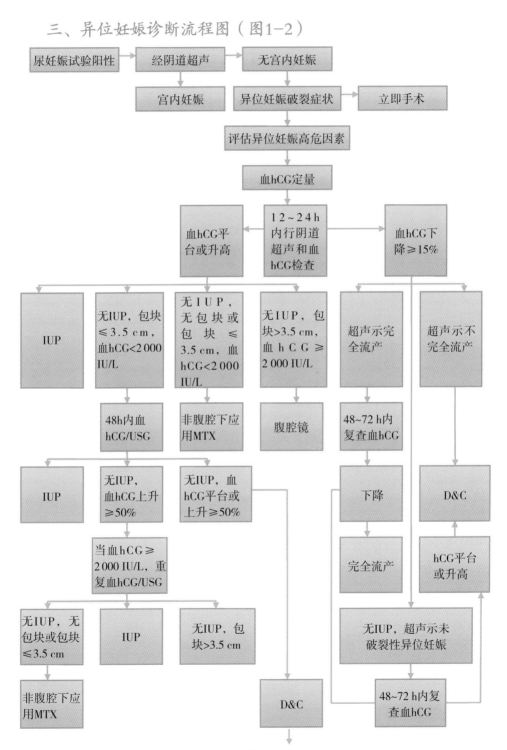

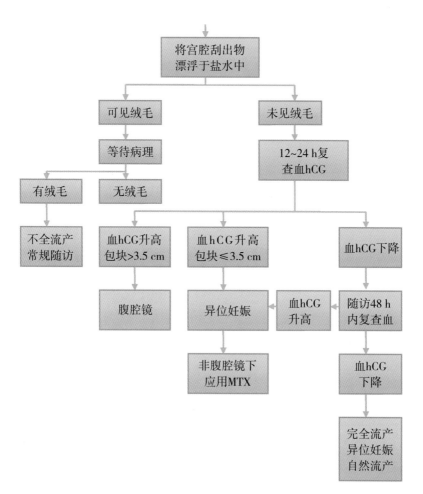

图1-2　诊断异位妊娠的非腹腔镜检查流程
（引自Jonathan S. Berek，2008）
IUP：宫内妊娠　USG：尿特异性比重　MTX：甲氨蝶呤　D&C：刮宫术

四、治疗

异位妊娠可选择药物治疗或手术治疗，治疗方式取决于临床情况、异位妊娠部位及可利用资源。对1 064例异位妊娠患者经有效治疗后的2年内累计宫内妊娠率进行统计发现，输卵管开窗取胚术和MTX药物保守治疗均为76%，输卵管切除术宫内妊娠率为67%，推荐采用保守性治疗策略[36]。

1. 药物治疗

临床最常用药物为甲氨蝶呤（MTX）。

（1）作用机制：为叶酸类似物，抑制叶酸脱氢酶从而阻断DNA合成。常见副作用有骨髓抑制、肝肾功能损害、溃疡性口腔炎、腹泻等。

（2）用药方式：研究显示100例异位妊娠患者肌内注射MTX 1mg/（kg·d），次日肌内注射亚叶酸0.1mg/（kg·d），成功率达96%[37-38]。另有研究显示，MTX单次剂量给药（50mg/m²）副反应发生率比多剂量给药的更低，治疗效果和生育能力与多次剂量方案相似[39]。

（3）MTX使用适应证：①明确诊断为异位妊娠；②持续性异位妊娠；③经阴道超声未见宫内妊娠囊或仅为积液，血hCG＜2 000 IU/L，异位妊娠包块小于4 cm且不伴胎心；④血流动力学稳定；⑤可严密随访直至治愈；⑥无严重或持续性腹痛；⑦肝肾功能无异常。

（4）MTX使用相对禁忌证：①阴道B超发现心管搏动；②血hCG＞5 000 IU/L；③阴道B超提示附件区包块＞4 cm；④无法随访。

（5）MTX使用绝对禁忌证：①宫内妊娠；②存在免疫缺陷；③中-重度贫血、血小板减少或中性粒细胞减少；④对MTX过敏；⑤活动性肺疾病；⑥活动性消化道溃疡性疾病；⑦严重肝脏或肾脏疾病；⑧哺乳；⑨异位妊娠包块破裂；⑩血流动力学不稳定。

（6）异位妊娠患者MTX治疗前医生需注意事项：

①医生核对项目：a.监测血hCG水平；b.48小时行经阴道超声检查；c.如血hCG＜2 000 IU/L，诊刮获取子宫内膜；d.以下项目正常：肝功、肾功、血常规；e.如果患者有基础性肺部疾病，需要行胸部X线检查，使用MTX后可增加间质性肺炎的发生风险；f.确定异位妊娠未破裂，包块＜4 cm；g.获取患者知情同意书。

②患者指导：a.血hCG转阴性之前患者应禁止饮酒、服用含叶酸的多种维生素及禁止性生活。b.用药期间避免暴露于强烈的阳光下，避免发生MTX相关性皮炎。c.用药期间避免食用产气性食物（这类食物可引起腹痛）。d.出现下列情况立即就诊：阴道出血时间久或出血量增多。腹痛加重或时间延长（药物治疗10~14天出现轻微腹痛属于正常情况）。

（7）关于MTX几组循证医学数据：①使用MTX后，异位妊娠患者血hCG转阴常需2~3周，具体时间与患者治疗前血hCG水平有关，最长可达8周[40-42]；②在符合MTX保守治疗适应证且无禁忌证的情况下，MTX治疗异位妊娠有效率为78%~96%，治疗成功后通过子宫输卵管造影（HSG）评估输卵管通畅程度，78%患者输卵管通畅，下次妊娠时，妊娠成功率为65%，再次异位妊娠的发生率为13%[43-44]；③根据2013年美国生殖医学学会针对异位妊娠发表的专家意见，建议患者在使用MTX 3个月后再考虑妊娠。但这一时间界限缺少具体证据，之所以选择3个月，是因为既可以清除MTX，又可以保证充分的时间使得输卵管水肿消退。

2. 手术治疗（详见第二章至第十二章的相关治疗内容）

五、生育结局

研究表明，异位妊娠患者行腹腔镜手术和开腹手术，术后妊娠率相似[45]。对143例行腹腔镜治疗的异位妊娠患者进行随访发现，腹腔镜输卵管开窗取胚术术后累计宫内妊娠率为60%，腹腔镜输卵管切除术术后累计宫内妊娠率为54%，两者无明显差异[45]。另外一项关于异位妊娠患者治疗后的2年内累计宫内妊娠率的研究表明，输卵管开窗取胚术、MTX药物治疗等保守性治疗的宫内妊娠率为76%，输卵管切除术等根治性治疗的宫内妊娠率为67%，前者明显高于后者。

（李海萍）

参考文献

［1］　曹泽毅. 中华妇产科学[M]. 北京：人民卫生出版社，2011：315-323.

［2］　Jonathan S Berek. Berek & Novak妇科学[M]. 14版. 郎景和，向阳，译. 北京：
人民卫生出版社，2008：382-397.

［3］　Buckley R G，King K J，Disney J D，et al. History and physical examination to
estimate the risk of ectopic pregnancy：validation of a clinical prediction model[J].
Ann Emerg Med，1999，34（5）：589-594.

［4］　Stovall T G，Kellerman A L，Ling F W，et al. Emergency department diagnosis
of ectopic pregnancy[J]. Ann Emerg Med，1990，19（10）：1098-1103.

［5］　Ankum W M，Mol B W，Van der Veen F，et al. Risk factors for ectopic
pregnancy：a meta-analysis[J]. Fertil Steril，1996，65（6）：1093-1099.

［6］　Diquelou J Y，Pia P，Tesquier L，et al. The role of Chlamydia trachomatis
in the infectious etiology of extra-uterine pregnancy[J]. Gynecol Obstet Biol
Reprod(Paris)，1988，17（3）：325-332.

［7］　Chow W H，Daling J R，Cates W Jr，et al. Epidemiology of ectopic pregnancy[J].
Epidemiol Rev，1987，9：70-94.

［8］　Levin A A，Schoenbaum S C，Stubblefieid P G，et al. Ectopic pregnancy and
prior induced abortion[J]. Am J Public Health，1982，72（3）：253-256.

［9］　Tulandi T. Reproductive performance of women after two tubal ectopic pregnancies
[J]. Fertil Steril，1988，50（1）：164-166.

［10］　Richardson D A，Evans M I，Talerman A，et al. Segmental absence of the mid-
portion of the fallopian tube[J]. Fertil Steril，1982，37（4）：577-579.

［11］　Westrom L，Bengtsson L P，Mardh P A. Incidence，trends，and risks of ectopic
pregnancy in a population of women[J]. BMJ，1981，282（6257）：15-18.

［12］　Ory H W. The Women's Health Study. Ectopic pregnancy and intrauterine
contraceptive devices：new perspectives[J]. Obstet Gynecol，1981，57（2）：
137-144.

［13］　A multinational case-control study of ectopic pregnancy. The World Health

Organization's Programme of Research, Development and Research Training in Human Reproduction:Task Force on Intrauterine Devices for Fertility Regulation[J]. Clin Reprod Fertil, 1985, 3（2）:131-143.

[14] Chi I C, Potts M, Wilkens L. Rare event associated with tubal sterilizations: an international experience[J]. Obstet Gynecol Surv, 1986, 41（1）: 7-19.

[15] Cheng M C, Wong Y M, Rochat R W, et al. Sterilization failures in Singapore: an examination of ligation techniques and failure rates[J]. Stud Fam Plann, 1977, 8（4）: 109-115.

[16] DeStefano F, Peterson H B, Layde P M, et al. Risk of ectopic pregnancy following tubal sterilization[J]. Obstet Gynecol, 1982, 60（3）: 326-330.

[17] Langer R, Bukovsky I, Herman A, et al. Conservation surgery for tubal pregnancy[J]. Fertil Steril, 1982, 38（4）: 427-430.

[18] Lavy G, Decherney A H. The hormonal basis of ectopic pregnancy[J]. Clin Obstet Gynecol, 1987, 30（1）: 217-224.

[19] Peterson H B, Xia Z, Hughes J M, et al. The risk of ectopic pregnancy after tubal sterilization. U. S. Collaborative Review of Sterilization Working Group[J]. N Engl J Med, 1997, 336（11）: 762-767.

[20] Lennox C E, Mills J A, James G B. Reversal of female sterilization: a comparative study[J]. Contraception, 1987, 35（1）: 19-27.

[21] Hulka J F, Halme J. Sterilization reversal: results of 101 attempts[J]. Am J Obstet Gynecol, 1988, 159（3）: 767-774.

[22] Trimbos-Kemper T, Trimbos B, van Hall E. Etiological factors in tubal infertility [J]. Fertil Steril, 1982, 37（3）: 384-388.

[23] Weinstein D, Polishuk W Z. The role of wedge resection of the ovary as a cause for mechanical sterility[J]. Surg Gynecol Obstet, 1975, 141（3）: 417-418.

[24] Shoupe D, Mishell D R. Norplant: subdermal implant system for long-term contraception[J]. Am J Obstet Gynecol, 1989, 160（5）: 1286-1292.

[25] Kalandidi A, Doulgerakis M, Tzonou A, et al. Induced abortions, contraceptive practices and tobacco smoking as risk factors for ectopic pregnancy in Athens Greece[J]. BJOG, 1991, 98（2）: 207-213.

［26］ DeCherney A H，Cholst I，Naftolin F. Structure and function of the fallopian tubes following exposure to diethylstilbestrol(DES) during gestation[J]. Fertil Steril，1981，36（6）：741-745.

［27］ Marchbanks P A，Coulam C B，Annegers J F. An association between clomiphene citrate and ectopic pregnancy：a preliminary report[J]. Fertil Steril，1985，44（2）：268-270.

［28］ Stovall T G，Ling F W，Andersen R N，et al. Improved sensitivity and specificity of a single measurement of serum progesterone over serial quantitative beta-human chorionic gonadotropic in screening for ectopic pregnancy[J]. Hum Reprod，1992，7（5）：723-725.

［29］ Stovall T G，Ling F W，Cope B J，et al. Preventing ruptured ectopic pregnancy with a single serum progesterone[J]. Am J Obstet Gynecol，1989，160（6）：1425-1431.

［30］ Stovall T G，Kellerman A L，Ling F W，et al. Emergency department diagnosis of ectopic pregnancy[J]. Ann Emerg Med，1990，19（10）：1098-1103.

［31］ Cowan B D，Vandermolen D T，Long C A，et al. Receiver operator characteristics，efficiency analysis，and predictive value of serum progesterone concentration as a test for abnormal gestation[J]. Am J Obstet Gynecol，1992，166（6）：1729-1734.

［32］ Bradley W G，Fiske C E，Filly R A. The double sac sign of early intrauterine pregnancy：use in exclusion of ectopic pregnancy[J]. Radiology，1982，143（1）：223-226.

［33］ Luo X P，Lim C E，Huang C Y. Heterotopic pregnancy following in vitro fertilization and embryo transfer：12 cases report[J]. Arch Gynecol Obstet，2009，280（2）：325-329.

［34］ Reece E A，Petrie R H，Sirmans M F. Combined intrauterine and extrauterine gestations：a review[J]. Am J Obstet Gynecol，1983：146（3）：323-330.

［35］ Vermesh T G，Graczykowski J W，Sauer M V. Reevaluation of the role of culdocentesis in the management of ectopic pregnancy[J]. Am J Obstet Gynecol，1990，162（2）：411-413.

［36］ De Bennetot M, Rabischong B, Aublet-Cuvelier B, et al. Fertility after tubal ectopic pregnancy: results of a population-based study[J]. Fertil Steril, 2012, 98（5）: 1271-1276.

［37］ Stovall T G, Ling F W, Buster J E. Outpatient chemotherapy of unruptured ectopic pregnancy[J]. Fertil Steril, 1989, 51（3）: 435-438.

［38］ Stovall T G, Ling F W, Gray L A. Single-dose methotrexate for treatment of ectopic pregnancy[J]. Obstet Gynecol, 1991, 77（5）: 754-757.

［39］ Lipscomb G H, Givens V M, Meyer N L, et al. Comparing multi-dose and single-dose methotrexate protocols for the treatment of ectopic pregnancy[J]. Am J Obstet Gynecol, 2005, 192（6）: 1544-1547.

［40］ Stovall T G, Ling F W, Buster J E. Outpatient chemotherapy of unruptured ectopic pregnancy[J]. Fertil Steril, 1989, 51（3）: 435-438.

［41］ Pisarska M D, Carson S A, Buster J E. Ectopic pregnancy[J]. Lancet, 1998, 351（9109）: 1115-1120.

［42］ Barnhart K T, Gosman G, Ashby R, et al. The medical management of ectopic pregnancy: a meta-analysis comparing "single dose and multidose" regimens[J]. Obstet Gynecol, 2003, 101（4）: 778-784.

［43］ Stovall T G, Ling F W, Buster J E. Outpatient chemotherapy of unruptured ectopic pregnancy[J]. Fertil Steril, 1989, 51（3）: 435-438.

［44］ Lipscomb G H, Stovall T G, Ling F W. Nonsurgical treatment of ectopic pregnancy[J]. N Engl J Med, 2000, 343（18）: 1325-1329.

［45］ Silva P D, Schaper A M, Rooney B. Reproductive outcome after 143 laparoscopic procedures for ectopic pregnancy[J]. Obstet Gynecol, 1993, 81（5）: 710-715.

第二章
输卵管妊娠

本章知识

1. 输卵管妊娠为最常见的异位妊娠。

2. 重视血hCG及孕酮测定，结合经阴道超声检查，对确诊帮助大。

3. 处理方式：药物保守治疗及手术治疗。手术治疗分输卵管切除术及输卵管开窗取胚术，根据病情及患者的生育要求决定治疗方案。

4. 误诊原因：①忽视患者存在的高危因素；②未注意血hCG与超声结果是否对应。早期诊断可降低输卵管妊娠对患者的危害。

受精卵在输卵管内着床称为输卵管妊娠（tubal pregnancy）。输卵管妊娠是最常见的异位妊娠，在我国约占异位妊娠的95%，其中壶腹部妊娠占输卵管妊娠78%。

第一节 典型病例

病例1

病 史 患者32岁，因"停经42天，下腹痛2天，加剧伴阴道流血1天"入院。G2P0A1（人流1次）。

体格检查 妇检：宫颈举痛（＋）；后穹隆穿刺抽出不凝血2 mL。

辅助检查

➤B超检查：宫内未见孕囊，子宫右旁见一混合性包块24 mm×

16 mm，子宫直肠窝见无回声区43 mm×28 mm（图2-1）。

➤ 血hCG 293.71 IU/L，孕酮10.9 nmol/L。

入院诊断 异位妊娠待查。

处 理 行诊刮术，病理：宫腔内组织未见绒毛。诊刮3天后血hCG 46.93 IU/L。

出院诊断 异位妊娠。

随 访 出院3天后复查，血hCG＜1.2 IU/L。

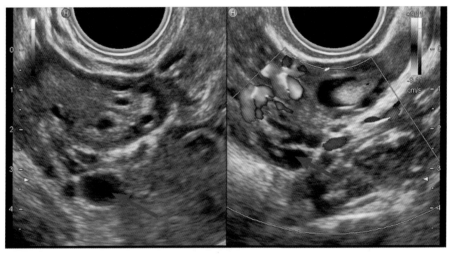

图2-1 B超：子宫右旁可见混合性包块24 mm×16 mm，边界清，子宫直肠窝见无回声区43 mm×28 mm

病例2

病 史 患者20岁，因"停经42天，下腹胀痛10天，加重3天"入院。G2P0A1（药流1次）。

体格检查 妇检：宫颈举痛（±）；左侧附件区触诊不清，压痛（＋）；后穹隆穿刺抽出不凝血1 mL。

辅助检查

➤ B超：宫腔内未见孕囊，子宫左旁可见一混合性包块7mm×9mm，其内见无回声区2mm×1mm，包块与左卵巢分界清，包块边缘可见少许彩色血流信号（图2-2）。

➤ 血hCG 262 IU/L，孕酮21.4 nmol/L。

入院诊断 异位妊娠待查。

处 理

➤ 行诊刮术，病理：宫腔内组织未见绒毛。诊刮后第一天复查血hCG 621.13 IU/L，孕酮34.4 nmol/L。

➤ 患者要求药物保守治疗。于诊刮术后第1天肌内注射MTX 75 mg、第8天肌内注射MTX 50 mg、第14天肌内注射MTX 50 mg，血hCG逐渐下降。诊刮后24天测血hCG 198.86 IU/L，予出院。

出院诊断 异位妊娠。

随 访 出院1周后复查血hCG 79.1 IU/L，2周后复查血hCG 2.5 IU/L。

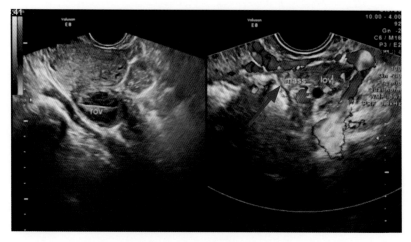

图2-2 B超：子宫左旁可见一混合性包块7 mm×9 mm，其内见无回声区2 mm×1 mm

病例3

病　　史　　患者21岁，因"停经45天，阴道少许流血12天"入院。G2P0A1（人流1次）。

体格检查　　妇检：宫颈举痛（＋）；右侧附件轻压痛（＋），包块不明显；后穹隆穿刺抽出不凝血2 mL。

辅助检查

> B超：宫腔内未见孕囊，子宫右旁可见混合性包块，大小约17 mm×14 mm，左附件未见异常，盆腔积液约33 mm×11 mm（图2-3）。

> 血hCG 1492.42 IU/L，孕酮17.3 nmol/L。

入院诊断　　异位妊娠待查。

处　　理

> 行诊刮术，病理：宫腔内组织未见绒毛。诊刮后第1天查血hCG 897.6 IU/L，孕酮8.9 nmol/L。

> 患者要求药物保守治疗。诊刮后第1天肌内注射MTX 75 mg。

> 腹腔镜检查：用药后第5天患者出现下腹痛，B超提示附件包块增大5.0 cm×4.2 cm，盆腔积液增多，行腹腔镜检查见盆腔积血约100 mL，右侧输卵管壶腹部及伞部膨大肿胀约5.0 cm×4.0 cm×3.0 cm，表面呈紫蓝色，无破口，伞部可见凝血块堵塞，行右侧输卵管开窗取胚术（图2-4）。

> 术后第1天血hCG 398.84 IU/L。

病　　理　　右侧输卵管内见绒毛组织。

出院诊断　　右侧输卵管壶腹部妊娠（流产型）。

随　　访　　术后1周复查血hCG 110.1 IU/L。

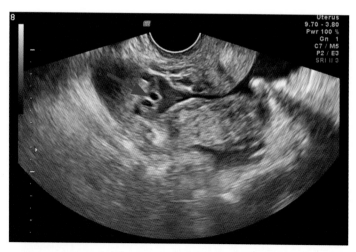

图2-3　B超：子宫右旁混合性包块，大小约17 mm×14 mm

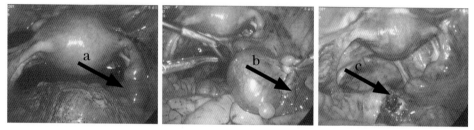

图2-4　腹腔镜手术中所见（a:壶腹部；b:伞端；c:开窗取胚术后）

病例4

病　　史　患者36岁，因"停经44天，B超发现宫旁包块1天"
入院。患者G2P1A0（足月顺产1次）。停经35天查血
hCG 530.06 IU/L，孕酮 21.6 nmol/L。停经44天查B超提示
宫内无孕囊，附件无包块，提示B超医生再次检查，发现
子宫右旁一混合性包块。

体格检查　妇检无异常。

辅助检查

➤ B超：宫腔内未见孕囊，子宫右旁可探及一混合性包块8 mm×

6 mm，边界清，与右卵巢分界清，内见一无回声区，大小约7 mm×5 mm，内似见卵黄囊回声，其边缘及内部未见彩色血流信号，左侧附件未探及明显包块（图2-5）。

➤ 血hCG 7 530.06 IU/L，孕酮25.6 nmol/L。

入院诊断 异位妊娠待查。

处 理

➤ 行诊刮术，病理：宫腔内组织未见绒毛。

➤ 腹腔镜检查：右侧输卵管间质部膨大肿胀约2 cm×1 cm，表面呈紫蓝色，无破口，输卵管其他部位外观正常；遂行右侧输卵管间质部切除，创面与宫腔不相通（图2-6）。

➤ 术后第1天血hCG 2 317.73 IU/L，孕酮8.9 nmol/L。

病 理 绒毛组织及平滑肌组织。

出院诊断 右侧输卵管间质部妊娠。

随 访 术后1周门诊复查血hCG 35.28 IU/L。

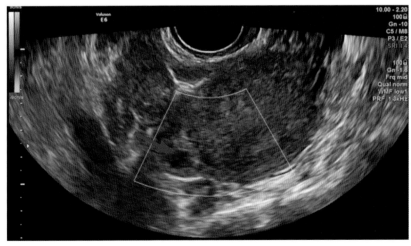

图2-5 B超：子宫右旁一个混合性包块8 mm×6 mm，内见一无回声区，大小约7 mm×5 mm，似见卵黄囊回声

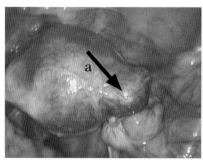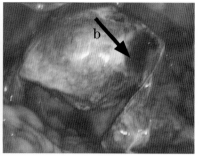

图2-6 腹腔镜手术中所见（a：术前包块；b：术后创面）

病例5

病　史　患者33岁，因"停经45天，有少许阴道出血7天，腹痛3
小时"入院。G1P0A0。1年前因原发不孕行宫腹腔镜检
查。停经40天因少许阴道出血，考虑"先兆流产"给予
黄体酮安胎治疗。停经45天患者突发性下腹剧痛就诊，B
超提示"异位妊娠并内出血"入院。

体格检查　面色苍白，心率100次/分，血压85/42 mmHg；腹肌紧
张，腹部压痛及反跳痛明显。

妇检：宫颈举痛明显；子宫附件扪及不清；后穹隆穿刺
抽出不凝血2 mL。

辅助检查

➤B超：宫腔内未见孕囊，宫内膜厚12 mm，子宫左旁可见一混合
性包块75 mm×36 mm，边界欠清，其内见无回声区8 mm×8 mm，
包块与左卵巢分界欠清，边缘及内部可见少许彩色血流信号，
子宫直肠窝可见无回声区29 mm×28 mm。子宫前方可见无回声区
41 mm×23 mm。左侧髂窝见无回声区深10 mm（图2-7）。

➤入院前5天血hCG 6 286.28 IU/L，孕酮47.6 nmol/L。入院当天血
hCG 16 632 IU/L，孕酮42.5 nmol/L。

入院诊断　1．异位妊娠；2．腹腔内出血。

处　理

➢ 腹腔镜检查：腹腔内积血达2 000 mL，左侧输卵管壶腹部膨大肿胀约40 mm×30 mm×20 mm，表面呈紫蓝色，未见破口，伞端有明显活动性渗血；右侧附件及左侧卵巢外观正常（图2-8）。切除左侧输卵管，清除积血。输同型红细胞4 U。

➢ 术后第1天血hCG 2 810.05 IU/L，孕酮17.1 nmol/L。

病　理　左侧输卵管内见绒毛组织。

出院诊断　1.左侧输卵管壶腹部妊娠（流产型）；2.腹腔内出血。

随　访　术后1周血hCG 310.6 IU/L。术后2周血hCG 11.37 IU/L。

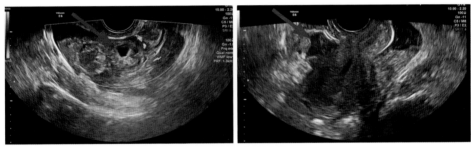

图2-7　B超：子宫左旁可见一混合性包块75 mm×36 mm，边界欠清，其内见无回声区8 mm×8 mm

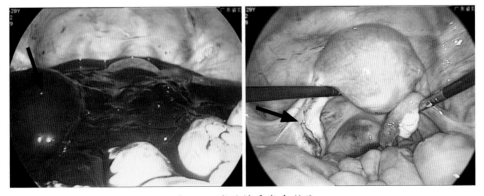

图2-8　腹腔镜手术中所见

病例回顾

病例1：异位妊娠期待疗法病例。

病例2：异位妊娠药物保守治疗成功病例，但治疗及观察时间长达6周。

病例3：典型的异位妊娠药物保守治疗失败病例，治疗过程中出现腹痛加剧、腹腔内出血增多，及时行手术治疗。

病例4：异位妊娠初诊漏诊病例，经血hCG、孕酮联合经阴道超声检查协助诊断，行腹腔镜下输卵管间质部切除术。

病例5：异位妊娠误诊病例，忽略了既往不孕手术的高危因素，初步误诊为先兆流产予安胎治疗。因突发下腹痛考虑异位妊娠，行腹腔镜下患侧输卵管切除术。

第二节 诊治要点

1. 发生率

国外报道[1]输卵管妊娠占异位妊娠92%以上，其中壶腹部妊娠占输卵管妊娠78%。

2. 病因

正常情况下，受精在输卵管壶腹部与峡部连接处完成，任何引起输卵管管腔狭窄、纤毛功能受损、阻碍受精卵运行及其在宫内着床的因素都可导致受精卵停留在输卵管而发生输卵管妊娠。

（1）各种盆腔炎性改变：包括女性盆腔炎、阑尾炎、盆腔结核等；输卵管妊娠患者中有7%～30%衣原体培养阳性[2-3]。衣原体为引起输卵管损伤继发输卵管妊娠的一种重要病原体。因衣原体性输卵管炎不引起腹痛，临床容易漏诊，即使确诊也多数在门诊治疗，未引起足够重视。

（2）输卵管手术史：如输卵管开窗取胚术、输卵管粘连分离术、输卵管整形术、输卵管复通术等（详见第一章）。

（3）输卵管发育不良或功能异常：包括输卵管过长、纤毛缺乏、蠕动异常等。其中峡部结节性输卵管炎（SIN）为输卵管一种非炎性病理状态，输卵管上皮延伸至输卵管肌层，形成一个憩室。研究表明，与非孕期妇女相比，这种情况更常见于异位妊娠妇女的输卵管[4-6]。

（4）辅助生殖技术：近年来辅助生殖技术的开展增加了宫内外同时妊娠等特殊类型妊娠的发生率。

（5）避孕失败：虽然放置IUD妇女比未放置IUD妇女输卵管妊娠的发病率增加6~10倍[7-8]，但IUD使用时间并不增加输卵管妊娠的绝对风险，随着使用年限延长，输卵管妊娠的百分比增加[9]。

（6）子宫内膜异位症或子宫肌瘤：子宫内膜异位症或子宫肌瘤可以造成输卵管阻塞，但两者与异位妊娠关系并不多见。

（7）吸烟：研究显示，吸烟者发生输卵管妊娠的风险增加2倍以上[8,10]。

3. 诊断要点

（1）血hCG及孕酮测定：血hCG＞2 000 IU/L，经阴道超声宫内未见妊娠囊，考虑异位妊娠可能[2]。虽然孕酮在鉴别异位妊娠和宫内妊娠失败时无明显意义，但在正常妊娠时孕酮明显高于异常妊娠[11]，Fernandez等[12]认为孕酮低于3.18 nmol/L应考虑异位妊娠可能，因此当孕酮值低于正常时要警惕异位妊娠可能。

（2）超声诊断：经阴道超声比经腹部超声准确性高，诊断早期异位妊娠，将血hCG测定与经阴道超声相结合，对确诊帮助大。异位妊娠超声特点为宫内未见孕囊，宫旁可见低回声区，若内见胚芽及原始心管搏动，即可确诊异位妊娠。

（3）阴道后穹隆穿刺术：其临床意义主要为判断有无腹腔内出血，但无腹腔内出血不能排除异位妊娠。

（4）诊刮术：输卵管妊娠未发生流产或破裂时，无临床表现，超声检查不能明确宫旁包块性质，诊断困难。如血hCG、孕酮值均明显低于正常水平，提示异位妊娠可能，若患者放弃本次妊娠则行诊刮术。如诊刮后血hCG无明显下降，病理未见绒毛即可诊断异位妊娠。

（5）腹腔镜检查：输卵管妊娠诊断的重要手段之一，可直视下窥见输卵管包块并给予相应的手术治疗。

4. 常见误诊

内科常见误诊为急性胃肠炎；妇产科常见误诊为先兆流产、生化妊娠。

5. 治疗

包括药物治疗及手术治疗。

（1）药物治疗：生命体征平稳、无明显腹腔内出血征象、血常规、肝肾功能正常的条件下，血hCG<2 000 IU/L，附件包块直径≤4cm为绝对指征。2013年美国生殖医学学会针对异位妊娠发表的专家意见中总结出MTX使用适应证、相对禁忌证、绝对禁忌证[13]（详见第一章）。

MTX的常用用法：局部给药途径有介入治疗（超声引导下病灶处注射MTX）或肌内注射，用药方案有单次给药50 mg/m²。Lipscomb等[14]研究表明，治疗前血hCG水平是唯一影响保守治疗成败的关键因素。在治疗过程中，部分患者血hCG值出现暂时反弹上升，可能与滋养细胞死亡释放储存血hCG和谷氨酸聚合反应有关，但4~7天后大部分患者血hCG仍可自然下降，直至正常，无须急于干预。但MTX药物保守治疗时间长，部分患者治疗过程中出现病情变化需中转手术治疗，因此需做好充分知情沟通。

（2）手术治疗：有开腹手术和腹腔镜手术两种，目前异位妊娠多数在腹腔镜下手术，创伤小，术野清晰，可充分清理腹腔内出血，明显减少术后盆腔粘连。同时腹腔镜手术对盆腔粘连患者可进行细致分离，有助于增加患者下次妊娠成功率。具体术式采用输卵管切除术或开窗取胚术，主要取决于患者需求及病情需要，即使为输卵管妊娠破裂，除非止血困难，不是输卵管切除绝对指征。研究表明，对于因异位妊娠行输卵管切开取胚术或输卵管切除术患者进行3~12.5年随访，两种术式在妊娠率方面无差异[15]。对于输卵管妊娠患者，如对侧输卵管外观正常，患侧输卵管开窗取胚术和输卵管切除术相比，并不能改善生育，两种术式术后正常妊娠和异位妊娠发生率无差异[16]。

①手术适应证：异位妊娠是否属于活跃性异位妊娠（active ectopic pregnancy，AEP）是决定手术治疗的关键[17]。AEP容易出现输卵管妊娠破裂、流产、内出血，需关注以下几点：a.停经时间，时间越久危险越大；b.关注治疗前血hCG水平及其变化情况，血hCG较高且上升速度快则危险程度高，但究竟以2 000 IU/L或5 000 IU/L作为分界线仍存在争议；c.超声提示异位妊娠包块大于4cm或包块明显增大或血流丰富说明异位妊娠活性强，包块内见卵黄囊、胚芽、胎心搏动等危险性更高；d.患者有异位妊娠腹腔内出血临床表现（面色苍白、晕厥、心率增快、血压下降等）；e.超声提示腹腔内出血明显，特别是肝肾隐窝存在积液考虑腹腔内出血严重，需立即行急诊手术。由此可见，上文中列举的病例3、病例4、病例5均为AEP患者，尽早选择手术治疗为最适宜治疗方式。

②输卵管开窗取胚术：可保留患侧输卵管，但Mol等[18]认为输卵管切除和输卵管开窗取胚术患者，在术后3年内的自然再生育率比较上无差异，3年后或更长的时间内生育率是否受影响尚无相关资料。同时该文献认为输卵管开窗取胚术后可能出现持续异位妊娠，发生率为7%，因此术中MTX局部注射作为一种可行的预防措施。另外，保留患侧输卵管的患者再次异位妊娠的发生率为8%，高于输卵管切除患者。

③输卵管切除术：切除患侧输卵管，达到最快止血目的。Strandell等[19]研究发现切除输卵管将对卵巢储备功能造成影响，因此对将来需要生殖辅助技术帮助受孕的输卵管妊娠患者要尽量保留输卵管。

6. 随访

患者出院后应定期监测血hCG下降情况，特别是药物保守治疗及输卵管开窗取胚术后患者。术后应随访至血hCG降至正常，部分患者因血hCG下降不理想诊断为持续异位妊娠，需辅助化疗或再次手术。

（邓庆珊）

参考文献

[1] Oron G, Tulandi T. A Pragmatic and Evidence-Based Management of Ectopic Pregnancy[J]. J Minim Invas Gyn, 2013, 20（4）: 446-452.

[2] Diquelou J Y, Pia P, Tesquier L, et al. The role of Chlamydia trachomatis in the infectious etiology of extra-uterine pregnancy[J]. Gynecol Obstet Biol Reprod(Paris), 1988, 17（3）: 325-332.

[3] Berenson A, Hammoll H, Martens M, et al. Bacteriologic findings with ectopic pregnancy[J]. J Reprod Med, 1991, 36（2）: 118-120.

［4］ Persaud V. Etiology of tubal ectopic pregnancy：radiologic and pathologic studies [J]. Obstet Gynecol，1970，36（2）：257-263.

［5］ Dubuisson J B，Aubriot F X，Cardone V，et al. Tubal causes of ectopic pregnancy[J]. Fertil Steril，1986，46（46）：970-972.

［6］ Homm R J，Holtz G，Garvin A J. Isthmic ectopic pregnancy and salpingitis isthmica nodosa[J]. Fertil Steril，1987，48（5）：756-760.

［7］ Ory H W. The Women's Health Study. Ectopic pregnancy and intrauterine contraceptive devices：new perspectives[J]. Obstet Gynecol，1981，57（2）：137-144.

［8］ A multinational case-control study of ectopic pregnancy. The World Health Organization's Programme of Research, Development and Research Training in Human Reproduction:Task Force on Intrauterine Devices for Fertility Regulation[J]. Clin Reprod Fertil, 1985，3（2）：131-143.

［9］ Vessey M，Meisler L，Flavel R，et al. Outcome of pregnancy in women using different methods of contraception [J]. Brit J Obstet Gynecol，1979，86（7）：548-556.

［10］ Weinstein D，Polishuk W Z. The role of wedge resection of the ovary as a cause for mechanical sterility[J]. Surg Gynecol Obstet，1975，141（3）：417-418.

［11］ Mol B W，Lijmer J G，Ankum W M，et al. The accuracy of single serum progesterone measurement in the diagnosis of ectopic pregnancy：a meta-analysis[J]. Hum Reprod，1998，13（11）：3220-3227.

［12］ Fernandez H，Lelaidier C，Thouvenez V，et al. The use of a pretherapeutic, predictive score to determine inclusion criteria for the non-surgical treatment of ectopic pregnancy[J]. Hum Reprod，1991，6（7）：995-998.

［13］ Practice Committee of American Society for Reproductive Medicine. Medical treatment of ectopic pregnancy：a committee opinion[J]，2013，100（3）：638.

［14］ Lipscomb G H，Stovall T G，Ling F W. Nonsurgial treatment of ectopic pregnancy[J]. Engl J Med，2000，343（18）：1325-1329.

［15］ Schenker J G，Eyal F，Polishuk W Z. Fertility after tubal surgery[J]. Surg Gynecol Obstet，1972，135（1）：400-403.

［16］ Farquhar C M. Ectopic pregnancy[J]. Lancet，2005，366（9485）：583-591.

［17］ Capmas P，Bouyer J，Fernandez H. Treatment of ectopic pregnancies in 2014：new answers to some old questions[J]. Fertil steril，2014，101（3）：615-620.

［18］ Mol F，Van N M，Strandell A，et al. Salpingotomy versus salpingectomy in women with tubal pregnancy（ESEP study）：an open-label，multicentre，randomised controlled trial[J]. Lancet，2014，383（9927）：1483-1489.

［19］ Strandell A，Lindhard A，Eckerlund I. Cost—effectiveness analysis of salpingectomy prior to IVF，based on a randomized controlled trial[J]. Hum Reprod，2005，20（12）：3284-3292.

第三章

卵巢妊娠

本章知识

1. 卵巢妊娠是指受精卵在卵巢组织内着床和发育。

2. 卵巢妊娠的临床表现与输卵管妊娠极相似，主要表现为停经、腹痛及阴道流血。

3. 卵巢妊娠常易在早期出现破裂出血，破裂后引起腹腔内大量出血，甚至休克。

4. 治疗方法主要为手术治疗，其中又以妊娠物清除或卵巢楔形切除术为主，其次为附件切除术，目的是去除妊娠组织并尽量保留正常卵巢组织。

卵巢妊娠（ovarian pregnancy）是指受精卵在卵巢组织内着床和发育，可分为原发性和继发性两种。原发性卵巢妊娠是指卵泡内受精后继续在卵巢内发育，卵巢组织完全包裹胚胎；而继发性卵巢妊娠则是指受精卵沿输卵管逆行到卵巢，在卵巢间质内种植和发育，孕卵囊壁一部分为卵巢组织[1]。

第一节 典型病例

病例1

病　史　患者35岁，因"停经50天，阴道流血伴下腹痛4天"入院。G3P1A1（足月顺产1次，人流1次）。

体格检查　妇检：阴道内少量暗红色血性分泌物；宫颈无抬举痛；左侧附件区扪及增厚，轻压痛，余未扪及异常。

辅助检查

> B超：子宫腔内未见孕囊，子宫左旁混合性包块34 mm×25 mm，边界清，包块与左侧卵巢分界欠清，包块边缘及内部可见少许彩色血流信号，右侧附件未探及异常回声（图3-1）。

> 血hCG 6 617.8 IU/L，孕酮12.12 nmol/L。

入院诊断 异位妊娠待查。

处 理 腹腔镜检查：子宫正常大小；左侧卵巢囊性增大5 cm×3 cm×3 cm，局部呈黄色，表面血管丰富，未见破口；右侧卵巢及双侧输卵管外观正常。楔形切除左侧卵巢游离端，内为暗红色血块组织，未见典型绒毛（图3-2）。

病 理 左侧卵巢凝血块内见蜕变绒毛组织。

出院诊断 左侧卵巢妊娠。

随 访 术后1个月复查B超，子宫、附件未探及异常。术后1年自然受孕。

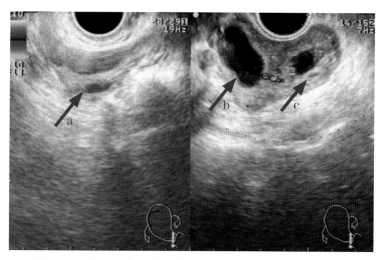

图3-1 B超：子宫左旁混合性包块34 mm×25 mm，边界清，包块与左侧卵巢分界欠清，右侧附件未探及异常回声（a：右侧卵巢；b：左侧卵巢；c：子宫左旁包块）

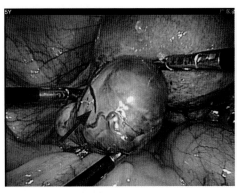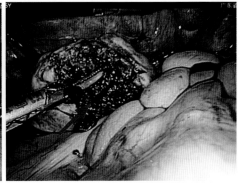

图3-2　腹腔镜手术中所见：左侧卵巢（箭头所指）囊性增大5 cm×3 cm×3cm，局部呈黄色，表面血管丰富，未见破口

病例2

病　　史　患者24岁，因"停经47天，突发下腹痛1小时"入院。G2P2A0（足月顺产2次），放置宫内节育器1年。

体格检查　心率109次/分，血压114/86 mmHg；腹肌紧张，全腹明显压痛及反跳痛，移动性浊音阳性。

　　　　　妇检：宫颈举痛明显；后穹隆穿刺抽出不凝血3 mL；子宫正常大小，有压痛；双侧附件区触诊不清，有压痛。

辅助检查

> B超：宫腔内未见孕囊，宫内见一节育器，子宫右上方可见一混合性包块，范围103 mm×51 mm，边界不清，内部回声混杂，边缘及内部未见彩色血流信号，双侧卵巢显示不清，腹腔积液（图3-3）。

> 尿hCG（＋）。

入院诊断　腹腔内出血查因：异位妊娠待查，卵巢黄体破裂待查。

处　　理　急诊开腹探查：腹腔积血约600 mL；子宫正常大小；右侧卵巢增大5 cm×4 cm×3 cm，局部表面呈紫蓝色，见一长约3cm破口，可见绒毛及血块堵塞，有活动性出血；左侧卵巢及双侧输卵管外观正常；行右侧卵巢楔形切除术+取环术。

病　　理　右侧卵巢妊娠。

出院诊断　右侧卵巢妊娠。

随　　访　术后1个月复查B超，子宫附件未见异常，术后避孕套避孕。

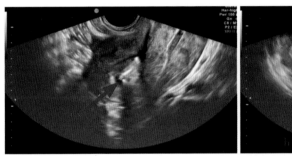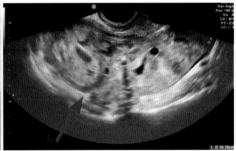

图3-3　B超：子宫内见一节育器，子宫右上方见一混合性包块，范围103 mm×51 mm，边界不清，内部回声混杂（a：宫内节育器；b：子宫右上方包块）

病例3

病　　史　患者28岁，因"停经45天，阴道流血3天伴下腹痛1天"入院。G1P1A0（足月顺产1次）。

体格检查　妇检：阴道内未见血污；子宫正常大小，无压痛；右侧附件区触诊不清，轻度紧张，有压痛；左侧附件区未及异常；阴道后穹隆穿刺出不凝血1mL。

辅助检查

➤B超：子宫腔内未见孕囊声像，子宫右旁见一混合性包块17 mm×14 mm，边界清，其内见一无回声区9 mm×6 mm，包块与右卵巢关系密切，包块边缘可见少许彩色血流信号；左卵巢内见一个囊性包块，大小约33 mm×32 mm，边界清，内透声欠佳；子宫直肠窝可见无回声区38 mm×20 mm（图3-4）。

➤ 血hCG 11 847 IU/L，孕酮 20.8 nmol/L。

入院诊断　腹痛查因：异位妊娠待查，卵巢黄体破裂待查。

处　　理

➤ 诊刮术：未见绒毛。

➤ 腹腔镜检查：子宫直肠窝见暗红色积血约300 mL。子宫正常大小；左侧卵巢表面可见一长约1.0 cm破口，见血块堵塞，活动性渗血，未见绒毛，沿破口打开，见内壁色黄，光滑；右侧卵巢表面可见一长约1.5 cm破口，见少量血块堵塞，少许活动性渗血，未见绒毛，沿破口打开，内壁色黄，光滑；双侧输卵管外观正常。清除双侧卵巢破口内组织物，均未见典型绒毛（图3-5）。

病　　理　双侧卵巢见黄体，右侧卵巢凝血中偶见滋养细胞，子宫内膜呈增生反应。

出院诊断　1.右侧卵巢妊娠破裂；2.左侧卵巢黄体破裂。

随　　访　术后1个月复查B超，子宫附件未见异常。

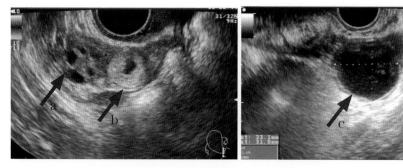

图3-4　B超：子宫右旁见一混合性包块17 mm×14 mm，边界清，其内见一无回声区9 mm×6 mm，包块与右卵巢关系密切；左卵巢内见一个囊性包块，大小约33 mm×32 mm，边界清，内透声欠佳（a：右侧卵巢；b：子宫右旁包块；c：左侧卵巢囊肿）

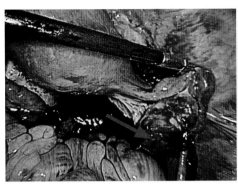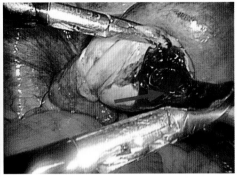

图3-5 腹腔镜手术中所见：右侧输卵管外观正常，右侧卵巢表面可见一长约1.5 cm破口，见少量血块堵塞，少许活动性渗血，未见绒毛；左侧输卵管外观正常，左侧卵巢表面可见一长约1.0 cm破口，见血块堵塞，活动性渗血，未见绒毛

病例4

病　　史　　患者33岁，因"发现卵巢肿物3月余，下腹痛2天"入院。G0P0A0。患者入院前3月余超声检查发现卵巢包块，大小约40 mm×40 mm，未予特殊处理。无停经史。

体格检查　　妇检：阴道内未见血污，子宫常大，无压痛；左侧附件区可扪及一大小约6 mm×6 mm包块，质地韧，表面光滑，形态类球形，活动度好，有压痛；右侧附件区未及异常。

辅助检查

➤ B超：子宫正常大小，宫内膜厚10 mm。右侧附件未探及明显包块。子宫左旁见1个囊实性包块，边界清，大小76 mm×50 mm，包块实性部分大小49 mm×49 mm，囊性部分大小38 mm×27 mm，盆腔少量积液（图3-6）。

➤ 尿hCG弱阳性。

入院诊断　　腹痛查因：卵巢黄体破裂待查，卵巢囊肿蒂扭转待查，异位妊娠待查。

处　理　腹腔镜检查：直肠窝可见积血25 mL。子宫正常大小；左侧卵巢增大，大小约8 cm×7 cm，表面见血管充盈，局部与输卵管组织分界不清，黏附于左侧盆壁，左侧输卵管伞部外观正常；右侧输卵管走形扭曲，黏附于右侧盆壁；右侧卵巢外观及大小正常。行左侧卵巢肿物剥除术，卵巢肿物边界不清，见其内大量凝血块及陈旧组织物，予以清除后送冰冻病理，结果提示：左侧卵巢凝血块中见退变绒毛（图3-7）。

病　理　左侧卵巢凝血中见退变绒毛组织，见少许组织似卵巢纤维，间质炎细胞浸润。

出院诊断　左侧卵巢陈旧性妊娠。

随　访　术后1天复查血hCG 3.3 IU/L；术后1个月复查B超，子宫附件无异常。

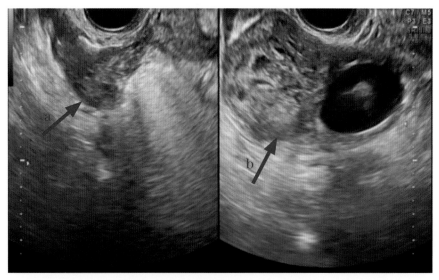

图3-6　B超：右侧附件未探及明显包块。子宫左旁见1个囊实性包块，边界清，大小76 mm×50 mm，包块实性部分大小49 mm×49 mm，囊性部分大小38 mm×27 mm（a：右侧卵巢；b：子宫左旁囊实性包块）

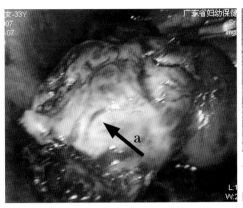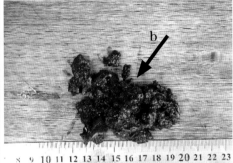

图3-7 腹腔镜手术中所见：左侧卵巢增大，大小约8 cm×7 cm，表面见血管充盈（a：左侧卵巢；b：左侧卵巢囊肿剔除物）

病例回顾

病例1：超声检查虽未诊断为卵巢妊娠，但提示宫旁包块与卵巢分界欠清，应考虑卵巢妊娠的可能性，首选腹腔镜下卵巢楔形切除术。

病例2：卵巢妊娠破裂发生腹腔内大量出血，术前诊断困难，需与输卵管妊娠、卵巢黄体破裂等鉴别，紧急情况下行开腹手术，有条件的情况下也可行急诊腹腔镜探查。

病例3：卵巢妊娠破裂合并对侧卵巢黄体破裂病例较为少见，术前超声提示一侧卵巢黄体囊肿，合并对侧宫旁包块，与卵巢关系密切，术前诊断有一定难度。

病例4：除旧性卵巢妊娠病例较为罕见，卵巢妊娠一般易早期出现妊娠破裂出血。

第二节　诊治要点

1. 发生率

卵巢妊娠是一种类型罕见的异位妊娠，占所有异位妊娠的 0.5%～3%，总的发病率为 1/50 000～1/7 000，近年来其发病率有上升趋势。

2. 病因

卵巢妊娠的发病机制尚未明确，有多种学说，其中一种认为受精正常发生，但孕囊由于各种原因沿输卵管逆流至卵巢；而另一种则认为，卵细胞自卵泡内排出后未被输卵管伞端摄入而黏附在卵巢表面，并在此受精或卵泡破裂后卵细胞未排出，在卵泡内受精[2-4]。

卵巢妊娠的高危因素可能有子宫内膜异位症、盆腔炎、性传播疾病、使用促排卵药物、使用宫内节育器、子宫畸形、既往盆腔或输卵管手术史、既往辅助生殖技术等[3-7]。

（1）盆腔炎可能导致输卵管蠕动减慢及卵巢白膜增厚，后者抑制卵泡破裂而增加了卵泡内受精的风险[8]。

（2）宫内节育器的使用可产生炎性细胞浸润，其分解产物既可能影响宫内环境，也可影响输卵管，但不影响卵巢；同时，宫内节育器使前列腺素的分泌增加，造成输卵管逆蠕动，使受精卵逆行种植于卵巢内。有学者报道宫内节育器可有效预防99.5%的宫内妊娠和95%的输卵管妊娠，但无法预防卵巢妊娠[9]。

（3）也有研究报道盆腔炎及既往盆腔手术史与卵巢妊娠的发病无关，而与宫内节育器的使用是否有关也存在争议。

（4）近年来各种辅助生殖技术的广泛开展，也可导致卵巢妊娠的发生，可能是由于胚胎移植时注入的培养基使胚胎沿输卵管逆行到卵巢[10]。

3. 诊断要点

卵巢妊娠的术前诊断极具挑战性，患者往往是由于怀疑输卵管妊娠或卵巢黄体破裂而行手术治疗，因此卵巢妊娠术前诊断率较低，经常需要术中所见及病理的支持。由于卵巢血运丰富，缺乏肌性组织，易在早期出现破裂出血，91%的患者在孕早期即发生破裂出血，5.3%的患者发生在孕中期，3.7%的患者妊娠也可能持续到孕晚期[11]。因此早期诊断能预防严重并发症的发生。

（1）临床表现：主要症状为停经、腹痛及阴道出血，破裂后可引起腹腔内大量出血，甚至休克，这些症状与输卵管妊娠相似。

（2）超声诊断：目前认为阴道超声有利于卵巢妊娠的诊断，也有研究报道三维超声有助于鉴别卵巢黄体囊肿及卵巢出血性囊肿[7]，可提高卵巢妊娠的术前诊断率，其超声征象可分为3型，Ⅰ型（胚囊型）即卵巢内见完整胚囊结构，胚囊内见卵黄囊甚至胚芽，同时同侧或对侧卵巢内常有黄体；Ⅱ型（不均质偏强回声型）即卵巢内向外突起不均质偏强回声，周边见环状血流信号，因病灶向外突起，易误诊为输卵管妊娠；Ⅲ型（杂乱回声型）即为破裂型，内为妊娠物、卵巢、输卵管、凝血块混合成团块，超声表现为杂乱混合性回声区，与输卵管妊娠鉴别有较大的困难。

（3）病理诊断：卵巢妊娠的确诊仍依赖于术后的病理学检查。按照1978年Spiegelberg提出的诊断标准[12]，卵巢妊娠的诊断应符合：①患侧输卵管必须完整且与卵巢分离；②胚泡位于卵巢组织内；③卵巢及胚泡以卵巢固有韧带与子宫相连；④胚泡壁上有卵巢组织。该标准目前仍在沿用，但临床上很难完全满足上述条件。因送检组织多为血凝块包裹物（卵巢破口处及其内组织），很少取到卵巢组织，较难做到第④点。多数情况下只能判断有无绒毛组织及滋养叶细胞。因此，卵巢妊娠的确诊不仅依靠病理检查，还需结合临床综合考虑，同时对病理取材也有一定要求。

4. 常见误诊

卵巢妊娠的临床表现与输卵管妊娠相似，特别是当出现输卵管妊娠、卵巢巧克力囊肿或卵巢黄体破裂时，更加容易混淆。术前诊断率较低。

5. 治疗

包括手术治疗和药物治疗。

（1）手术治疗：由于卵巢组织血管丰富，含血量多，极易在孕早期破裂引起腹腔内大量出血，又由于卵巢缺乏肌性组织，一旦出血不易止住，因此常采取急诊手术治疗。手术方式包括开腹手术及腹腔镜手术。手术的目的是去除妊娠组织并尽量保留正常卵巢组织，主要以妊娠物清除或卵巢楔形切除术为主，其次还有附件切除术，只有在输卵管与卵巢无法分离时才行附件切除术。

开腹手术：国外文献[13]报道1995年之前以开腹手术为主，而随着腔镜技术的发展，目前首选腹腔镜手术。在国内，对于有条件的医院，也可首选腹腔镜手术。

腹腔镜手术：腹腔镜下可行病灶清除、创面电灼及电凝、卵巢修补、卵巢楔形切除、附件切除等多种术式。Shiau等[14]研究认为腹腔镜手术能同时完成诊断与治疗，有利于保留生育功能，特别适用于未破裂型卵巢妊娠；Tulandi等[15]报道腹腔镜手术在处理非危重患者时较开腹手术具有明显优势，两种方法术后血hCG降至正常的时间及持续性异位妊娠发生率的差异无统计学意义。腹腔镜手术可以缩短手术时间、减少手术出血量、降低镇痛药的使用、缩短住院时间及加快患者康复，相比开腹手术，盆腔粘连的发生率也会降低[16-18]。

（2）药物治疗：近年来有药物保守治疗卵巢妊娠的报道，但多为个例报道，如应用静脉注射MTX，或腹腔镜下卵巢妊娠囊内注射MTX，均有成功案例，但卵巢妊娠与输卵管妊娠保守治疗的指征不尽相同，Bagga[19]报道，卵巢妊娠即使符合异位妊娠药物保守治疗的指征，且具有良好的预测指标，但仍可能出现治疗失败而需行手术。因此，国外学者Ghi[7]认为药物并不是治疗卵巢妊娠的首选方法。另有文献报道药物治疗的成功率约为50%，中转手术的风险较高，而对于术后持续性异位妊娠则可给予MTX治疗[20]。

6. 预后

卵巢妊娠术后再次异位妊娠的发生率较低[21]，一般卵巢妊娠后其生育能力不会改变[22]。

（余凡）

参考文献

[1] De-Seta F，Baraggino E，Strazzarti C，et al. Ovarian pregnancy: a case report[J]. Acta Obstet Gynaecol Scand，2001，80（7）：661-662.

[2] Kraemer B，Kraemer E，Guengoer E，et al. Ovarian ectopic pregnancy: diagnosis，treatment，correlation to Carnegie stage 16 and review based on a clinical case[J]. Fertil Steril，2009，92（392）：e13-e15.

[3] Bontis J，Grimbizis G，Tarlatzis B C，et al. Intrafollicular ovarian pregnancy after ovulation induction/intrauterine insemination: pathophysiological aspects and

diagnostic problems[J]. Hum Reprod, 1997, 12（2）: 376-378.

［4］ Marret H, Hamamah S, Alonso A M, et al. Case report and review of the literature: primary twin ovarian pregnancy[J]. Hum Reprod, 1997, 12（8）: 1813-1815.

［5］ Comstock C, Huston K, Lee W. The ultrasonographic appearance of ovarian ectopic pregnancies [J]. Obstet Gynecol, 2005, 105（1）: 42-45.

［6］ Einenkel J, Baier D, Horn L C, et al. Laparoscopic therapy of an intact primary ovarian pregnancy with ovarian hyperstimulation syndrome: case report[J]. Hum Reprod, 2000, 15（9）: 2037-2040.

［7］ Ghi T, Banfi A, Marconi R, et al. Three-dimensional sonographic diagnosis of ovarian pregnancy[J]. Ultrasound Obstet Gynecol, 2005, 26（1）: 102-104.

［8］ Roy J, Babu A S. Ovarian pregnancy: Two case reports[J]. Australas Med J, 2013, 6（8）: 406-414.

［9］ Lehfeldt H, Tietle C, Gorstein F. Ovarian pregnancies and intrauterine devices[J]. Am J Obstet Gynaecol, 1970, 108（7）: 1005-1008.

［10］ Sergent F, Mauger-Tinlot F, Gravier A, et al. Grossesses ovariennes: reevaluation des criteres diagnostiques[J]. J Gynecol Obstet Biol Reprod, 2002, 31: 741-746.

［11］ Das S, Kalyani R, Lakshmi M, et al. Ovarian pregnancy[J]. Indian J Path Microbiol, 2008, 51（1）: 37-38.

［12］ Spiegelberg O. Zurcasuistik der ovarial schwanger schaft[J]. Arch Gynaecol, 1878, 13: 73-75.

［13］ Joseph R J, Irvine L M. Ovarian ectopic pregnancy: Aetiology, diagnosis, and challenges in surgical management[J]. J Obstet Gynaecol, 2012, 32（5）: 472-474.

［14］ Shiau C S, Hsien C L, Chang M Y. Primary ovarian pregnancy[J]. Int J Gynaecol Obstet, 2007, 96（2）: 127-130.

［15］ Tulandi T, Saleh A. Surgical management of ectopic pregnancy[J]. Clin Obstet Gynecol, 1999, 42（1）: 31-38.

［16］ Hajenius P J, Mol F, Mol B W J, et al. Interventions for tubal ectopic pregnancy[J]. Cochrane Database Syst Rev，2000，7（2）：CD00324.

［17］ Lundorff P，Hahlin M，Kallfelt B，et al. Adhesion formation after laparoscopic surgery in tubal pregnancy: a randomized trial versus laparotomy[J]. Fertil Steril，1991，55（5）：911－915.

［18］ Murphy A A，Nager C W，Wujek J J，et al. Operative laparoscopy versus laparotomy for the management of ectopic pregnancy: a prospective trial[J]. Fertil Steril，1992，57（6）：1180－1185.

［19］ Bagga R，Suri V，Verma P，et al. Failed medical management in ovarian pregnancy despite favorable prognostic factors:a case report[J]. MedGenMed，2006，8（2）：35.

［20］ Su W H，Cheng S M，Chang S P，et al. Is ovarian pregnancy a medical illness? Methotrexate treatment failure and rescue by laparoscopic removal[J]. Taiwan J Obstet Gynecol，2008，47（4）：471–473.

［21］ Koo Y J，Choi HJ，Im KS，et al. Pregnancy outcomes after surgical treatment of ovarian pregnancy[J]. Int J Gynecol Obstet，2011，114（2）：97–100.

［22］ Panda S，Darlong L M，Singh S，et al. A case report of a primary ovarian pregnancy in a primigravida[J]. J Hum Reprod，2009，2（2）：90–92.

第四章
剖宫产瘢痕部位
妊娠

本章知识

1. CSP是指既往行子宫下段剖宫产术的女性再次妊娠后，胚胎着床于既往剖宫产切口瘢痕上，发生率为0.045%，占所有异位妊娠的6.1%；近年来呈升高趋势，可引起严重并发症。

2. CSP发病机理有窦道与壁龛假说、滋养细胞行为生物学假说、损伤与炎症反应假说等。

3. 有剖宫产史的孕妇孕5~6周超声检查确定孕囊着床部位。超声检查为CSP诊断的重要手段，必要时可选择磁共振成像（MRI）。

4. CSP依据孕囊生长方向可分为内生型和外生型，CSP分型对治疗意义重大。

5. CSP的治疗方法主要有药物治疗和手术治疗；药物治疗多用MTX；手术治疗有清宫术，经宫腔镜、经腹腔镜、经阴道、开腹手术等；治疗方法的选择依据CSP分型和患者个体情况采取个体化治疗。

剖宫产瘢痕部位妊娠（cesarean scars pregnancy，CSP）是指既往行子宫下段剖宫产术的女性再次妊娠后，胚胎着床于既往剖宫产切口瘢痕上。CSP是剖宫产术后远期潜在的严重并发症，在异位妊娠中较为少见；曾有学者称之为剖宫产切口瘢痕妊娠、子宫瘢痕妊娠等，目前大部分学者称之为剖宫产瘢痕部位妊娠。

第一节 典型病例

病例1

病　　史　患者31岁，因"停经3月余，阴道流血1月余"入院。G7P2A4（足月剖宫产2次，人流4次）。

体格检查　妇检：子宫前位，增大如孕2月余大小，无压痛，余无明显异常。

辅助检查

➤ 宫腔内见1个孕囊，最大径49 mm，囊内可见卵黄囊回声，可见胚胎长18 mm，未见胎心搏动及彩色血流信号；孕囊与子宫峡部前壁肌层关系密切，孕囊周边可探及丰富彩色血流信号；孕囊上缘与宫壁附着处之间见混合性回声区48 mm×48 mm（图4-1）。

➤ 血hCG 458.04 IU/L。

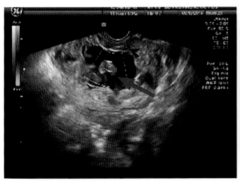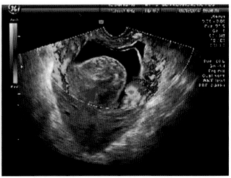

图4-1　B超：宫腔内见1个孕囊，最大径49 mm，囊内可见卵黄囊回声，可见胚胎长18 mm，未见胎心搏动及彩色血流信号；孕囊与子宫峡部前壁肌层关系密切，孕囊周边可探及丰富彩色血流信号；孕囊上缘与宫壁附着处之间见混合性回声区48 mm×48 mm

入院诊断　1. 稽留流产待查；2. 剖宫产瘢痕部位妊娠待查。

处　理

➤ 药物治疗：口服米非司酮（25 mg，每天2次，2天）。

➤ 超声监护下宫腔镜清宫术：术中宫腔镜膨宫下超声提示宫内未见孕囊，考虑剖宫产瘢痕部位妊娠，孕囊向膀胱方向外凸明显，提示CSP为外生型。行清宫术，出血多（图4-2）。

➤ 中转开腹手术：先行双侧髂内动脉结扎，检查见子宫下段膨大呈桶状（大小80 mm×60 mm×60 mm），表面血管怒张，膀胱与子宫下段粘连；拟保留子宫，切开子宫瘢痕处妊娠物清除，但出血多，改行子宫切除术。术中出血约3 500 mL，患者出现失血性休克，抗休克治疗后抢救成功。

病　理　　送检全切子宫一个（图4-3），子宫下段见绒毛及蜕膜组织，子宫瘢痕处见绒毛及蜕膜组织。

出院诊断　1. 剖宫产瘢痕部位妊娠（外生型）；2. 失血性休克。

随　访　　术后7天血hCG降至正常。

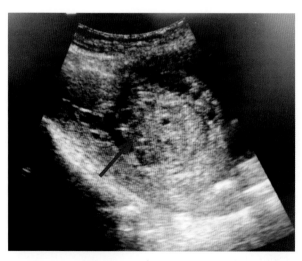

图4-2　宫腔镜下超声检查：孕囊位于子宫瘢痕处，外凸明显，可见内膜线，宫腔空虚

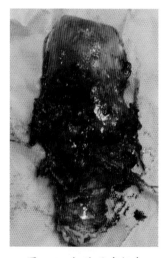

图4-3　切除子宫标本

病例2

病　　史　患者23岁，因"停经84天，阴道流血16天，清宫后阴道大量流血1天"入院。G3P2A0（足月顺产、剖宫产各1次）。

体格检查　妇检：阴道见积血；宫颈口无活动性出血；子宫前位，增大如孕7周大小，无压痛，余无明显异常。

辅助检查

➤ B超：清宫术后，子宫峡部前壁混合性占位声像62 mm×42 mm，不排除CSP，合并动静脉瘘形成（图4-4）。

➤ 血hCG 7 992.6 IU/L。血常规Hb 94 g/L。

入院诊断　1. 剖宫产瘢痕部位妊娠（外生型）；2. 失血性贫血（轻度）。

处　　理

➤ 双侧子宫动脉栓塞术（UAE）。

➤ 超声监护下宫腔镜检查（UAE后48小时）：超声监护下宫腔镜检查，发现子宫瘢痕处有组织物，表面紫蓝色，超声提示包块外凸明显，大小51 mm×42 mm。

➤ 经阴道CSP病灶切除+子宫修补术：切开阴道前壁、打开膀胱子宫间隙后，见子宫峡部瘢痕处紫蓝色包块外凸明显，切开膨大明显处，清除组织物、切除瘢痕、缝合子宫、缝合阴道壁；手术顺利（图4-5）。术中出血约100 mL。

病　　理　退变的绒毛及蜕膜组织。

出院诊断　1. 剖宫产瘢痕部位妊娠（外生型）；2. 失血性贫血（轻度）。

随　　访　术后第12天血hCG降至正常。

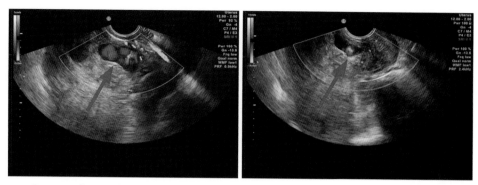

图4-4　B超：子宫峡部前壁混合性占位声像62 mm×42 mm，合并动静脉瘘形成

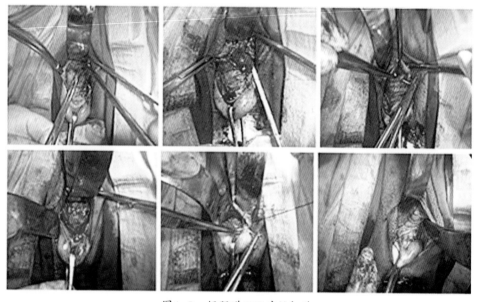

图4-5　经阴道CSP病灶切除

病例3

病　　史　　患者23岁，因"停经79天，阴道流血1天"入院。G6P1A4
　　　　　　（足月剖宫产1次，人工流产4次）。

体格检查　　妇检：阴道见少量积血；宫颈口无活动性出血；子宫前
　　　　　　位，增大如孕6周大小，无压痛，余无明显异常。

辅助检查

> B超：宫腔内未见孕囊；子宫峡部前壁见1个孕囊，最大内径35 mm，囊内可见卵黄囊回声，可见片状光斑，未见胎心搏动，孕囊周边可探及较丰富彩色血流信号，子宫峡部前壁肌层最薄约2.0 mm；子宫峡部前壁异常声像，考虑子宫瘢痕妊娠（图4-6）。

> 血hCG 139 263.9 IU/L。

入院诊断 剖宫产瘢痕部位妊娠（内生型）。

处　理

> MTX 50 mg肌内注射，7天后复查血hCG 14 268.9 IU/L。

> 超声监护下宫腔镜清宫术（用药后第8天）：发现子宫瘢痕处有一瘢痕憩室，见一30 mm×20 mm大小孕囊附着于瘢痕憩室右侧壁及后壁，超声提示子宫肌层连续性存在；行清宫术，清出组织物见绒毛，手术顺利。

病　理 绒毛及蜕膜组织，部分绒毛间质水肿。

出院诊断 1. 剖宫产瘢痕部位妊娠（内生型）；2. 子宫瘢痕憩室。

随　访 第17天血hCG降至正常。

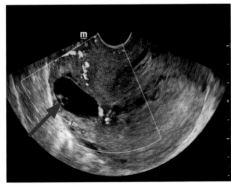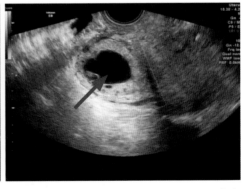

图4-6 B超：宫腔内未见孕囊；子宫峡部前壁见1个孕囊，最大内径35 mm，囊内可见卵黄囊回声，可见片状光斑，未见胎心搏动

病例4

病　　史　患者28岁，因"外院清宫术后阴道流血39天"入院。G8P2A5（2005年及2011年足月剖宫产各1次；人流4次；药流1次；2003年因异位妊娠行右侧输卵管切除术）。

体格检查　妇检：阴道见少量积血；宫颈口无活动性出血；子宫前位，增大如孕5周大小，无压痛，余无明显异常。

辅助检查

> B超：宫腔内见混合性回声区（11 mm×5 mm），其边缘及内部未见明显血流信号；子宫峡部前壁见1个28 mm×15 mm混合回声团，边界欠清，回声不均；包块边缘见丰富彩色血流信号，内部见少许血流信号（图4-7）。

> 血hCG 340.98 IU/L。

入院诊断　剖宫产瘢痕部位妊娠（外生型）。

处　　理

> 患者要求治疗同时行绝育术。

> 腹腔镜下行CSP病灶切除、子宫修补＋输卵管绝育术（图4-8）：打开膀胱反折腹膜、下推膀胱，见子宫峡部有蓝色外凸（大小30 mm×20 mm），切开后见陈旧绒毛组织，清除组织物，缝合子宫切口，缝合反折腹膜；行输卵管绝育术。

病　　理　绒毛组织。

出院诊断　1. 剖宫产瘢痕部位妊娠（外生型）；2. 输卵管绝育。

随　　访　术后第5天血hCG降至正常。

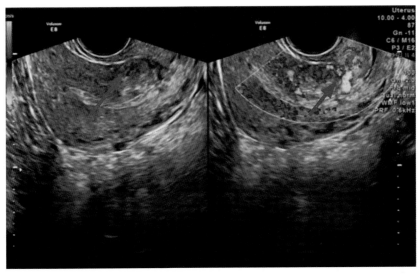

图4-7　B超：子宫峡部前壁见1个混合回声团（28 mm×15 mm），边界欠清，回声不均；包块边缘见丰富彩色血流信号，内部见少许血流信号

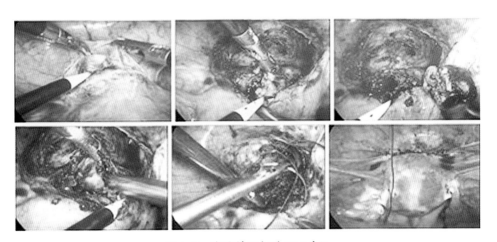

图4-8　腹腔镜下切除CSP病灶

病例回顾

　　病例1：患者首发症状为阴道流血，超声提示胚胎停止发育，考虑"稽留流产"，因有剖宫产史，术前不除外CSP，行超声监护下宫腔镜检查，术中确诊为CSP外生型，术中大出血，病情凶险，

切除子宫治愈。

病例2：患者在外院因"稽留流产"行清宫术，术后发生阴道大量流血，我院诊断CSP，行子宫动脉栓塞术，超声监护下宫腔镜检查明确分型为外生型，行经阴道CSP病灶切除、子宫修补术。

病例3：患者CSP首发症状为阴道流血，超声诊断分型为内生型，在应用MTX后行清宫术治愈。

病例4：患者误以"宫内妊娠"行清宫术，术后阴道持续流血，超声提示CSP外生型，行腹腔镜下CSP病灶切除、子宫修补术。

第二节　诊治要点

1. 发生率

1978年，Larsen和Solomon首次[1]描述了CSP，并认为其是导致流产后大出血的一种罕见疾病。近20年随着剖宫产率的升高，CSP的发生率不断攀升。有文献报道，妊娠妇女中CSP的发生率为0.045%，占所有异位妊娠的6.1%[2-3]。

2. 病因[4]

目前CSP的病因及发生机理尚未完全明确，可能的病因及发生机理阐述如下。

（1）窦道与壁龛假说：许多研究者认为CSP是受精卵通过剖宫产子宫瘢痕的裂隙或子宫内膜与瘢痕之间的窦道入侵子宫内膜层完成植入的。目前发现对子宫内膜造成损伤的操作如人工流产术、刮宫术、胎盘取出、子宫肌瘤切除等都是产生子宫肌层裂隙和窦道的可能原因。高分辨率B超探查到剖宫产术后子宫瘢痕中与壁龛形状相适应的孕囊为上述假说提供了影像学证据。

（2）滋养细胞行为生物学假说：滋养细胞正确地植入子宫内膜是成功妊娠的先决条件，植入的部位与时间异常都是造成病理妊娠的基础。有研究认为CSP的发病原因之一可能是剖宫产等有创操作对子宫内膜的损伤导致了子宫内膜准备不完善，不利于孕卵着床；或术后慢性炎症、纤毛粘连等原因导致孕卵运行异常，错过了最佳着床时间，从而使滋养细胞侵入细胞外基质，形成CSP。

（3）损伤与炎症反应假说：剖宫产、诊刮术、人工流产术、辅助生殖技术甚至宫内节育器的放置均可以导致瘢痕妊娠，这提示子宫内膜的损伤与炎症修复在瘢痕妊娠的发生过程中起到了重要的作用。有研究认为剖宫产后子宫切口的愈合与异物反应使得局部的慢性炎症反应持续存在，促炎症因子的分泌、炎症细胞的募集、黏附分子的表达使受精卵更倾向于植入瘢痕结缔组织从而发生CSP。

3. 诊断要点

（1）临床表现[5]：CSP的临床表现因受精卵着床部位、种植深浅、有无出血、出血时间长短及出血量多少等而不同。

①正常早孕反应与正常宫内孕无区别。②阴道出血。阴道出血是就诊的首要症状，可以表现为以下几种不同形式：a.自然情况下阴道出血淋漓或持续不断，出血量多少不一；b.人工流产手术中大量出血不止，短时间内出现血压下降甚至休克，也有术后出血持续不断或突然增加；c.药物流产后阴道出血持续不净或突然增加，行清宫手术时发生大出血。③伴随症状：大多为轻微腹痛或无腹痛，如短时间出血较多，可出现失血性休克症状。④体征：大多无特殊体征，发生大出血或子宫破裂

时，出现相应体征。

（2）超声检查：超声显像特点[6]有：①子宫腔与颈管内未见孕囊，可见内膜线；②子宫峡部前壁内见孕囊或不均质团块；③瘢痕处肌层连续性中断，肌层变薄，与膀胱间隔变窄；④彩色多普勒血流显像（CDFI）显示孕囊或不均质团块周围有血流，流速增加。

超声检查是确定CSP诊断的可靠且简便的检查手段，超声检查选择在孕5~6周时最佳，可以确切了解胚胎着床部位；经阴道超声更利于观察孕囊与子宫剖宫产切口瘢痕的位置关系；经腹部超声则利于了解孕囊或团块与膀胱的关系，测量局部肌层的厚度[7]；两种超声联合检查可以更全面了解病情。近年来经阴道三维多普勒超声检查被用于提高CSP诊断的准确率，三维超声的多层面扫描及表面成像技术有助于辨认妊娠囊周边滋养层的细微结构及妊娠囊与膀胱之间的子宫肌层厚度，有助于与流产（妊娠囊变形萎缩）、宫颈妊娠（宫颈管膨大）鉴别。

（3）血hCG测定：血hCG值与正常妊娠没有差别，或因胚胎停育而低于正常。临床上血hCG测定主要用于监测治疗效果。

（4）磁共振成像（magnetic resonance imaging, MRI）[8]：可作为CSP超声检查的辅助手段。MRI矢状面与横断面的T1、T2加权连续扫描均能清晰地显示CSP子宫下段前壁内的妊娠囊。由于MRI对软组织的分辨率高及多平面直接成像的优点，其对盆腔脏器结构的评估优于超声，并且MRI可以精确测量病灶的体积。但是MRI检查费用昂贵且耗时较长，不建议常规推荐MRI检查；对于超声检查难以确诊的病例，可行MRI检查。

（5）CSP分型：

①2000年Vial等[9]根据受精卵的定植深度和生长方式将CSP分为两种类型：

a.内生型：定植部位较浅，孕囊向宫腔方向生长，这种情况可以尝试期待疗法，但在孕晚期可能发生大出血。

b.外生型：孕囊定植部位较深，向膀胱方向生长，甚至可能穿透子宫肌层和浆膜层累及膀胱壁，妊娠进程难以维持，孕早期就可能发生子宫破裂或大出血。

②国内学者向阳提出将CSP分为3型[10]：

a.Ⅰ型（瘢痕处宫腔内孕囊存活型）　孕囊大部分位于剖宫产瘢痕上方的下段宫腔内，可见胚胎及胎心搏动，绒毛下局部肌层薄，孕囊周围局部肌层血流信号丰富。

b.Ⅱ型（瘢痕处肌层内孕囊型）　孕囊生长于子宫前壁下段瘢痕处肌层，孕囊附着处肌层缺如或者变薄，常常胚胎结构模糊，孕囊周围局部肌层血流信号丰富。

c.Ⅲ型（包块型或者类滋养细胞疾病型）　主要表现为子宫前壁下段可见囊实性或实性混合回声包块，局部肌层缺如或变薄，与正常肌层界限不清，局部血流信号丰富，可探及高速低阻的血流频谱，该类型可以是前两种CSP清宫不全或不全流产后残留的妊娠组织继续生长后形成的，超声图像容易与滋养细胞疾病混淆而导致误诊。

目前国内外临床中多以第一种分型方法常用。

4. 常见误诊

CSP易漏诊或误诊为宫内妊娠、宫颈妊娠、滋养细胞疾病、不全流产等。CSP漏诊可能出现人流术中大出血或药物流产时大出血。本文病例1考虑稽留流产清宫，术中联合超声宫腔镜检查及时纠正诊断，避免门诊清宫导致严重并发症的发生。病例2、病例4均为人流术后阴道流血就诊发现为CSP，术前误诊为宫内孕。因此对于有剖宫产史的患者，应在孕早期尽早超声检查（孕5～6周），明确孕囊部位；患者如疑是CSP

且要求终止妊娠，超声术前不能完全确诊，可行MRI明确诊断。

5. 治疗

治疗原则[5]为去除病灶、保障患者的安全。根据患者年龄、病情、超声显像、血hCG水平及对生育的要求等，提供个体化治疗方案，分型对治疗方案选择有重要意义。治疗前必须与患者充分沟通、签署知情同意书。

（1）期待疗法[11]：主要适用于CSP内生型一般情况好、无症状、孕囊向宫腔生长，患者强烈要求继续妊娠者；定期超声监测孕囊生长情况，如出现孕囊向膀胱方向生长或未向宫腔生长，应及时终止妊娠。但因继续妊娠可能发生流产、早产、胎盘前置、胎盘植入、子宫破裂、子宫切除等危险，一般不采用。

（2）药物治疗：适用于一般情况良好的各种类型CSP，国外可作为治疗性应用，但疗程长，目前国内多作为手术前或手术后的辅助治疗。最常用的药物为MTX，可全身用药、局部用药或联合用药。

①全身给药[12]。剂量按体重1 mg/kg计算，或按体表面积给药（如50 mg/m²），单次或多次肌内注射。每周重复一次（注意药物副反应），若血hCG下降大于50%，停药观察。

②局部应用[12]。剂量为5～50 mg，以16～20号穿刺针行囊内或包块内注射。

③MTX治疗效果。MTX治疗可避免手术、保留患者生育功能，国外可作为治疗性应用；但药物治疗时间长，血hCG降至正常水平需要56～188天，因此国内多用于术前或术后辅助治疗。文献报道MTX药物治疗的成功率为71%～80%，6%的患者可能行子宫切除术[12]。有文献报道如果血hCG≤5 000 IU/L，MTX全身给药成功率高；如果血hCG＞5 000 IU/L，建议局部囊内注射或联合用药[13]。北京协和医院妇产科对局部、全身及联合

用药3种治疗方案进行比较[14]，结果表明3组的治愈率均无显著差异。应用MTX保守治疗的CSP患者在血hCG下降1/2、超声提示孕囊周围血流信号消失后可在B超监护下清宫术，以缩短治疗时间。有学者[10]认为当血hCG≤5 000 IU/L时，MTX药物治疗成功率较高；若血hCG>5 000 IU/L、CSP胎心持续存在、妊娠包块增大时，药物治疗失败率高，建议手术治疗。但也有国外学者报道了孕6～14周的CSP患者不论血hCG高低，19例选择MTX药物保守治疗，随访24～177天，没有并发症发生，完全治愈[15]。

④MTX治疗的注意事项[5,16]。用药期间密切监测血hCG水平；监测肝、肾功能及血液系统，防治肝、肾损伤及骨髓抑制；定期复查超声，了解妊娠包块吸收情况；CSP包块吸收缓慢，需要数月至一年的时间。治疗期间可能发生严重子宫出血，必须在有条件处理的医院治疗。血hCG下降满意、包块明显缩小、血流明显减少甚至消失，提示治疗效果满意。血hCG下降不满意或高速低阻血流信号持续存在，提示患者对治疗反应差，应增加药物治疗次数或剂量，或改手术治疗。MTX有致畸作用，治疗后需停药6个月后方可再次妊娠。

（3）局部穿刺：适用于CSP同时合并宫内孕，要求继续妊娠者。

以16～18号穿刺针穿刺孕囊，可以单纯吸取囊液，不用其他药物治疗；或直接针刺胎心搏动处，注入适量的氯化钾注射液，促使胚胎停止发育。Hsieh等[17]报道一例体外受精-胚胎移植（IVF-ET）患者放置3个胚胎，术后发生CSP合并宫内双胎，孕6周行经阴道穿刺减胎术，注入氯化钾注射液；宫内双胎保留成功。钟秋文等[18]报道一例32岁有剖宫产史IVF-ET患者，移植3个胚胎，术后33天超声提示孕囊一位于宫腔、孕囊二位于子宫切口瘢痕处，且均有胎心搏动；在超声监测下经阴道从子宫瘢痕处穿透子宫肌壁刺入胎心波动区，将胚芽吸出，在妊娠囊周围的绒毛环处注入50%高渗葡萄糖液体2 mL；术后4天复查超声CSP胎心消失、宫内妊娠胎心存在；孕36周因阴道流血行剖宫产终止妊娠，母婴平安；术中发现子宫前壁下段可见机化的组织（30 mm×20 mm）。

（4）手术治疗：

①负压吸宫或刮宫术。不提倡单独使用；多用于子宫动脉栓塞术后或药物治疗后；可联合超声监护、宫腔镜检查减少术中风险，并进一步评估病情。

Rotas等[19]报道的21例行清宫术的患者中，只有5例成功，3例严重出血行全子宫切除术，13例清宫失败改行开腹病灶切除或MTX药物治疗。因此，一旦确定为CSP，不可轻易做吸宫或刮宫手术。也有学者认为[20，21]对于内生型CSP绒毛种植较浅、孕囊较小、局部血流不丰富、血hCG水平较低时可在B超监视下行刮宫；但手术必须在有输血条件和急诊手术的医院进行，术前应备有急救方案，如发生出血可选择纱布填塞宫腔、Foley氏尿管（18F）子宫插入局部压迫（注入30～90 mL生理盐水，保留12～24h）、钳夹宫颈（3、6、9、12点）90°旋转宫颈及子宫动脉栓塞等，尽可能保留子宫。如病例1患者血hCG不高，清宫术中出现大出血，术前考虑到CSP情况，急救预案实施，患者结局好。国内大部分学者建议在MTX药物治疗或子宫动脉栓塞术后再行刮宫术，以减少出血发生。

②子宫动脉栓塞术（UAE）。用于各种CSP患者手术前的控制性出血或漏诊患者大出血时止血治疗。

子宫动脉栓塞术是经股动脉插管向子宫动脉注入栓塞剂使双侧子宫动脉进行暂时的栓塞，使CSP病灶暂时缺血、缺氧，以致逐渐坏死。明胶海绵颗粒为最常用的可吸收栓塞剂；栓塞剂可以在1周左右吸收，故基本不影响子宫的正常功能。UAE后24～48小时清宫效果最佳，此时病灶已经局部缺血、缺氧坏死，易于清宫；同时子宫动脉内的血栓已形成，明胶海绵尚未吸收，能有效减少清宫术中的大出血。可B超监视下手术，尽量清除胎囊绒毛，减少子宫穿孔的危险。子宫动脉栓塞可以与MTX联合应用，即术前或术后应用适量的MTX，以加强治疗效果[22]。UAE后清宫术可适用于各种CSP患者，其效果可能优于单独MTX治疗后清宫术[23]。

③腹腔镜CSP病灶切除术。应用于病灶凸向膀胱和腹腔内的外生型患者、包块型患者；特别是孕囊位置距离宫颈外口较远或有子宫下段粘连患者。在治疗CSP同时对切口的缺陷修复。

1999年，Lee等[24]首次报道了腹腔镜下CSP病灶切除术，在直视下取出孕囊，直接缝合伤口或将原瘢痕切除后重新缝合；在治疗CSP同时对切口的缺陷修复。2006年，有学者[25]报道了8例CSP腹腔镜治疗，均取得成功；手术时间（113.8±32）分钟，术中出血50～200 mL，平均住院时间3.0天。李源等[26]认为包块型CSP行腹腔镜下CSP病灶切除在保留生育功能的同时，具有成功率高、安全性高及住院时间短的优点。王光伟等[27]报道了32例外生型CSP行腹腔镜手术，均一次完成手术，无中转开腹，术后复查超声提示子宫峡部无病灶；手术要点为术中局部注射垂体后叶素减少出血，小心分离打开膀胱子宫反折腹膜，切开病灶后先吸净妊娠物再切除病灶组织，缝合子宫切口先间断缝合肌层、再连续缝合浆肌层。腹腔镜下CSP病灶切除手术中有大出血的危险，因此应有选择性地采取这种治疗方法；患者生命体征应平稳，且术者有熟练的妇科内镜技巧且有各种电器械，如术中大出血及时中转开腹手术；也可先行子宫动脉结扎后再手术减少出血风险。对于已在局部形成较大包块、血管丰富的患者也可在子宫动脉栓塞后或腹腔镜下髂内动脉结扎后行此手术。

④宫腔镜治疗CSP。应用于CSP患者药物治疗后或UAE后清宫术时；

也可用于CSP内生型（孕囊直径≤2.5 cm）的宫腔镜手术治疗。CSP宫腔镜手术治疗不建议应用于有生育要求患者。

2005年，有学者[28]首次报道了宫腔镜联合吸宫术治疗CSP，术后第27天血hCG水平降至正常，超声检查子宫内无组织物残留，随访3个月无异常。2006年文献报道了6例CSP宫腔镜手术治疗成功[29]。吕净上等[30]报道了宫腔镜手术治疗内生型CSP24例；宫腔镜下电环电凝妊娠物周边组织后逐层电切，尽量保留子宫壁，清除妊娠病灶，创面电凝止血；如仍有活动性出血，Foley双腔球囊注水压迫创面止血（注水30～35 mL），24小时后拔出球囊；24例均顺利完成，4例因创面出血球囊压迫出血，3例24小时后拔出球囊出血停止，1例拔除后因出血二次放置球囊术后72小时拔除无出血。但有学者认为[21]宫腔镜手术治疗CSP，无法修复切口处的缺陷，且清除妊娠物时对子宫组织有不可避免的损伤，使已经形成憩室的切口更加薄弱，增加下次妊娠子宫破裂风险；故不建议应用于有再次生育要求患者。

⑤经阴道CSP病灶切除术。适用于外生型CSP患者（直径＜5cm），对于包块大、血hCG高患者可术前应用MTX或UAE减少手术出血。

2010年谢洪哲等[31]报道了经阴道治疗CSP，切开阴道前穹隆，打开膀胱间隙，切开子宫，清除妊娠物及瘢痕组织后，再缝合切口；该术式的优点在于清除妊娠物同时修补了切口缺陷，且费用较腹腔镜低。有医生担心患者有剖宫产史，阴道可能不宽松，且膀胱反折腹膜可能粘连；这种担心大可不必，剖宫产史不是阴式手术禁忌[32]。鲁海燕等[33]报道了31例CSP经阴道手术均顺利实施，认为在麻醉条件下加上妊娠期子宫松弛，可以使子宫颈牵拉至阴道口；经阴道距离子宫峡部最近，可最短时间找到病灶；31例CSP患者均一次性治疗成功，住院时间平均为4.5天，血hCG降至正常的时间平均为2.7周；手术的要点在于术前通过阴道超声测量宫颈外口与病灶下极的距离，注意前次剖宫产切口的高度和宫颈管长度，纵向切开子宫下段前壁。笔者认为在阴式手术前可行宫腔镜检查再次确定孕囊位置及距离宫颈外口距离，可减少手术风险，且进一步明确诊断；可发现术前部分误诊的CSP（孕囊附着于子宫峡部后壁）病例，避免了患者过度治疗。对于部分术前分型不明确患者也可行经阴道探查，先切开阴道前壁，打开膀胱子宫间隙，暴露子宫下段瘢痕处，如妊娠包块外凸明显，则直接行经阴道手术；如妊娠包块外凸不明显，则可以行清宫术。选择经阴道手术时术者应有一定的阴式手术经验。对于包块过大或血hCG过高时可选择子宫动脉栓后经阴道手术，减少出血风险；病例2在子宫动脉栓塞后行经阴道手术，患者预后好。

⑥开腹CSP病灶切除术或子宫切除术。适用于CSP患者内镜治疗或经阴道治疗失败者，或者不具备妇科内镜或经阴道技术的情况下，可选择开腹病灶切除并子宫修补，或子宫切除。

开腹CSP病灶切除相对技术要求低，在清除妊娠物同时，也对宫腔潜在的窦道进行了修复，可能减少再次CSP发生、妊娠子宫破裂风险；术后血hCG下降较快，2周内可降至正常。开腹子宫切除术用在大出血、为挽救患者生命，限于条件、无其他办法可行而采取的紧急措施；也可用于确诊的CSP患者、无妊娠要求、选择子宫切除的避孕方法。

⑦髂内动脉结扎。用于紧急状况下控制出血，为保留子宫创造条件。病例1如未采取髂内动脉结扎，立即切开子宫，可能导致出血无法控制，发生生命危险。

6. 随访

有关各种CSP治疗方法对未来妊娠的影响，尚缺乏充足的临床随诊资料。Nagi等[34]对24例计划妊娠的CSP药物保守治疗患者进行2年的随访，共有21例再次妊娠，平均间隔时间5.3个月，除1例再次CSP外，余

20例均为正常宫内妊娠，其中13例孕期顺利，7例孕早期自然流产；孕晚期多采用剖宫产终止妊娠。Seow等[35]对14例药物保守治疗成功的CSP患者进行3年的随访，有7例再次妊娠，其中1例孕38周时死于子宫破裂，2例合并胎盘植入，4例孕期顺利、孕36周择期剖宫产。因此，总体来说CSP保守治疗后再次妊娠结局良好，但仍应警惕胎盘植入、再次CSP、甚至子宫破裂的发生。我院的资料显示子宫动脉栓塞术后清宫患者，部分发生严重宫腔粘连致不孕，应警惕；建议CSP子宫动脉栓塞术后建议1个月后行宫腔镜检查，如发现宫腔粘连尽早干预。对于妇科内镜或经阴道手术治疗CSP尚缺乏妊娠、月经情况及子宫切口愈合状况的近远期随访资料，为今后临床科研的重要方向。

（王三锋）

参考文献

[1] Larsen J V, Solomon M H. Pregnancy in a uterine scar sacculus-an unusual cause of post abortal haemorrhage. A case report[J]. S Afr Med J, 1978, 53（3）: 142-143.

[2] Jurkovic D, Hillaby K, Woelfer B, et al. First-trimester diagnosis and management of pregnancies implanted into the lower uterine segment Cesarean section scar[J]. Ultrasound Obstet Gynecol, 2003, 21（3）: 220-227.

[3] Scow K M, Huang L W, Lin Y H, et al. Cesarean scar pregnancy: issues in management[J]. Ultrasound Obstet Gynecol, 2004, 23（3）: 247-253.

[4] 胡锐，朱俊勇，袁昊，等. 剖宫产术后子宫瘢痕妊娠发病机制的研究进展[J]. 中华妇产科杂志，2014, 49（1）: 61-63.

［5］　中华医学会计划生育学分会. 剖宫产瘢痕妊娠诊断与治疗共识[J]. 中华医学杂志，2012，92（25）：1731-1733.

［6］　Maymon R，Halperin R，Mendlovic S，et al. Ectopic pregnancies in Caesarean section scars：the 8 year experience of one medical centre[J]. Hum Reprod，2004，7（2）：278-284.

［7］　Maymon R，Halperin R，MendlovicS，et al. Ectopic pregnancies in a Caesarean scar：review of the medical approach to an iatrogenic complication[J]. Hum Reprod Update，2004，10（6）：515-523.

［8］　Ash A L，Smith A，Maxwell D. Caesarean scar pregnancy[J]. BJOG，2007，114（3）：253-263.

［9］　Vial Y，Petignat P，Hohlfeld P. Pregnancy in a cesarean scar[J]. Ultrasound Obstet Gynecol，2000，16（6）：592-593.

［10］　向阳. 关于剖宫产瘢痕妊娠的分型与治疗方法的选择[J]. 中国妇产科临床杂志，2012，13（6）：401-404.

［11］　谢幸，荀文丽. 妇产科学[M]. 8版. 北京：人民卫生出版社，2013：58.

［12］　Jurkovic D，Hillaby，Woelfer B，et al. First-trimester diagnosis and management of pregnancies implanted into the lower uterine segment Cesarean section scar[J]. Ultrasound Obstet Gynecol，2003，21（3）：220-227.

［13］　Rotas M A，Haberman S，Levgur M. Cesarean scar ectopic pregnancies：etiology，diagnosis，and management[J]. Obstet Gynecol，2006，107（6）：1373-1381.

［14］　金力，范光升，郎景和. 剖宫产术后瘢痕妊娠的早期诊断与治疗[J]. 生殖与避孕，2005，25（10）：630-634.

［15］　Timor-Tritsch I E，Monteagudo A，Santos R，et al. The diagnosis，treatment，and follow-up of cesarean scar pregnancy[J]. Am J Obstet Gynecol，2012，207（1）：44. e1-e13.

［16］　Wang W，Long W，Yu Q. Complication of cesarean section：pregnancy on the cicatrix of a previous cesarean section[J]. Chin Med J，2002，115（2）：242-246.

［17］　Hsieh B C，Hwang J L，Pan H S，et al. Heterotopic Caesarean scar pregnancy combined with intrauterine pregnancy successfully treated with embryo aspiration for selective embryo reduction: case report[J]. Hum Reprod, 2004, 19（2）: 285-287.

［18］ 钟秋文，马彩虹. 剖宫产术后子宫瘢痕妊娠合并宫内妊娠一例[J]. 中华妇产科杂志，2013, 48（5）: 397.

［19］ Rotas M A, Haberman S, Levgur M. Cesarean scar ectopic pregnancies: etiology, diagnosis, and management[J]. Obstet Gynecol, 2006, 107（6）: 1373-1381.

［20］ 任彤，赵峻，万希润，等. 剖宫产瘢痕妊娠的诊断及处理[J]. 现代妇产科进展，2007, 16（6）: 433-436.

［21］ 周应芳，杨慧霞. 重视剖宫产术后子宫瘢痕妊娠的预防和处置[J]. 中华妇产科杂志，2014, 49（1）: 3-5.

［22］ Hois E L, Hibbeln J F, Alonzo M J, et al. Ectopic pregnancy in a Cesarean section scar treatedwith intramuscular methotrexate and bilateral uterine artery embolization[J]. J Clin Ultrasoud, 2008, 36（2）: 123-127.

［23］ Zhuang Y L, Huang L. Uterine artery embolization compared with methotrexate for the management of pregnancy implanted within a cesarean scar[J]. Am J Obstet Gynecol, 2009, 201（2）: 152.

［24］ Lee C L, Wang C J, Chao A, et al. Laparoscopic management of an ectopic pregnancy in a previous Caesarean section scar[J]. Hum Reprod, 1999, 14（5）: 1234-1236.

［25］ Wang Y L, Su T H, Chen H S. Operative laparoscopy for unruptured ectopic pregnancy in a caesarean scar[J]. BJOG, 2006, 113（9）: 1035-1038.

［26］ 李源，向阳，万希润，等. 包块型剖宫产术后子宫瘢痕妊娠39例临床分析[J]. 中华妇产科杂志，2014, 49（1）: 10-13.

［27］ 王光伟，刘晓菲，萨日娜，等. 腹腔镜手术治疗外生型剖宫产术后子宫瘢痕妊娠32例临床分析[J]. 中华妇产科杂志，2014, 49（1）: 6-9.

［28］ Wang C J, Yuen L T, Chao A S, et al. Caesarean scar pregnancy successfully treated by operative hysteroscopy and suction curettage[J]. BJOG, 2005, 112（6）: 839-840.

［29］ Wang C J，Chao A S，Yuen L T，et al. Endoscopic management of cesarean scar pregnancy[J]. Fertil Steril，2006，85（9）：494-497.

［30］ 吕净上，付秀虹，王慧芬，等. 宫腔镜治疗病灶最大径线≤2.5cm的内生型剖宫产术后子宫瘢痕妊娠的疗效观察[J]. 中华妇产科杂志，2014，49（1）：14-17.

［31］ 谢洪哲，詹雁峰，姚书忠. 经阴道子宫瘢痕妊娠物切除一例报告及文献复习[J]. 中华妇产科杂志，2010，45（8）：618-619.

［32］ Boukerrou M，Lambaudie E，Collinet P，et al. Previous caesarean section is an op erative risk factor in vaginal hysterectomy[J]. Gynecol Obstet Ferti1，2004，32（6）：490-495.

［33］ 鲁海燕，张文华，单君，等. 经阴道手术治疗剖宫产术后子宫瘢痕妊娠31例临床分析[J]. 中华妇产科杂志，2011，46（12）：917-921.

［34］ Nagi J B，Helmy S，Ofili-Yebovi D，et al. Reproductive outcomes of women with a previous history of Caesarean scar ectopic pregnancies[J]. Hum Reprod，2007，22（7）：2012-2015.

［35］ Seow K M，Hwang J L，Tsai Y L，et al. Subsequent pregnancy outcome after conservative treatment of a previous cesarean scar pregnancy[J]. Acta Obstet Gynecol Scand，2004，83（12）：1167-1172.

第五章
宫角妊娠

本章知识

1. 严格意义上来说，宫角妊娠是宫内妊娠的一种特殊类型。

2. 三维超声检查、MRI是主要的辅助检查。

3. 有3种处理方式：期待观察、宫腔镜清宫术、宫腹腔镜联合手术。

4. 与输卵管间质部妊娠的鉴别点：①宫角妊娠孕囊与子宫相通，孕囊与子宫内膜相连；而输卵管间质部妊娠孕囊与子宫腔不相通，孕囊与子宫内膜间有子宫肌壁相隔；②宫角妊娠孕囊周围有一层相对较厚而完整的肌层；而输卵管间质部妊娠其孕囊周围肌层不完整；③宫角妊娠子宫圆韧带被向外、向上推移。

宫角妊娠（the angular/cornual pregnancy）不属于异位妊娠，是宫内妊娠的一种特殊类型，是指胚胎种植在子宫腔内的接近子宫与输卵管开口交界处的宫角部的妊娠，妊娠囊与宫腔相通，周边有完整的肌层环绕。

第一节 典型病例

病例1

病　史　患者34岁，因"停经38天，阴道流血1天"入院。G2P0A1（中孕引产1次），本次妊娠为自然受孕。

体格检查　妇检：阴道少量血性分泌物，要求安胎未内诊。

辅助检查　三维B超：宫内见1个孕囊，最大径14mm，孕囊偏向右侧宫角，囊内可见卵黄囊回声，未见胚芽，如孕5⁺周大小（图5-1）。

入院诊断　1.宫角妊娠；2.先兆流产。

处　　理　患者有强烈生育要求，给予严密观察，安胎治疗。

随　　访

> 3周后复查B超：孕囊仍偏向右侧宫角，囊内可见卵黄囊回声，可见胚胎，长23mm。可见胎心搏动及彩色血流信号。如孕8⁺周大小（图5-2）。

> 6周后复查B超：宫腔内见一胎儿回声，头臀径57mm，可见胎心搏动，胎儿颈项透明层厚度（NT）1.3mm。胎盘位于子宫前壁，厚11mm，胎盘成熟度0度，羊水暗区33mm。如孕12⁺周大小（图5-3）。

> 孕28⁺周及孕34⁺周因先兆早产住院安胎治疗。

> 宫内妊娠至39⁺²周顺产一活胎。

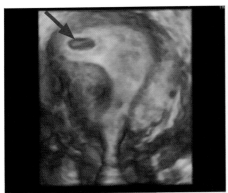 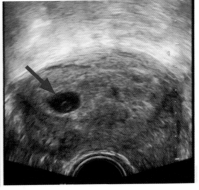

图5-1　孕5⁺周三维B超（箭头所指即孕囊位置，孕囊偏向右侧宫角）

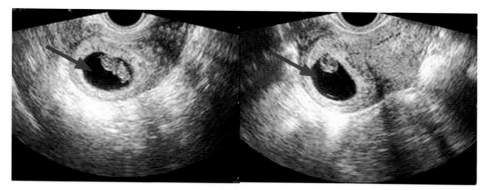

图5-2　孕8⁺周二维B超（孕囊仍偏向右侧宫角）

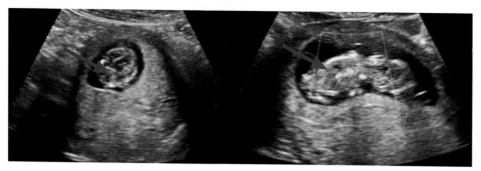

图5-3　孕12⁺周二维B超（胎盘位于子宫前壁，未见宫角凸起）

病例2

病　　史　患者30岁，因"停经55天，间歇性阴道流血伴下腹胀痛
　　　　　17天"入院。G3P1A1（足月顺产1次，人流1次），该次
　　　　　为自然受孕。2011年因"不完全纵隔子宫"行宫腔镜检
　　　　　查术。

体格检查　妇检：子宫增大如孕6周大小，其余无异常。

辅助检查

➤B超：可疑弓状子宫；子宫外形未见明显异常；左侧宫内膜厚
　　5 mm，右侧宫腔内近宫角处无回声区，内未见卵黄囊回声（图

5-4）。

➤ 血hCG 1 253.08 IU/L。

入院诊断　1. 右侧宫角妊娠待查；2. 弓形子宫待查；3. 不完全纵隔。子宫待查。

处　理　宫腔镜检查术+超声监视下清宫术：宫腔底部中央见一不全纵隔，长约2 cm，将宫腔分为左右两个腔，右侧宫角变浅，可见一约2 cm×1 cm大小黄色附着物，未见输卵管开口；左侧宫角呈漏斗状，输卵管开口呈圆形，宫腔内膜稍增厚。清宫术见绒毛，再次置镜，见右侧宫角平滑，无明显组织物附着，输卵管开口不明显（图5-5）。

病　理　宫内组织物见绒毛组织。

出院诊断　1. 右侧宫角妊娠；2. 不完全纵隔子宫。

随　访　术后2周血hCG降至正常。

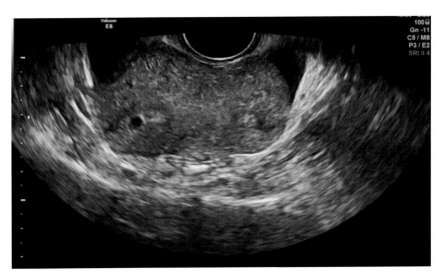

图5-4　二维B超（箭头所指即孕囊位置，偏向右侧宫腔内近宫角）

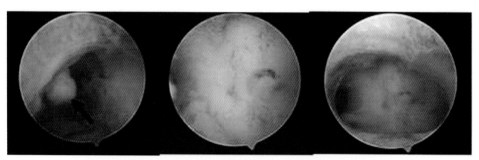

A. 清宫前

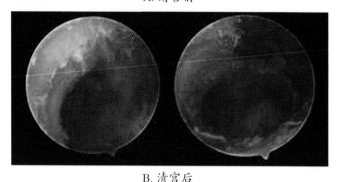

B. 清宫后

图5-5　宫腔镜检查中所见（箭头所指孕囊位于右侧宫角处）

病例3

病　　史　　患者32岁，因"IVF术后28天，B超发现胚胎异常半
　　　　　　天"入院。G2P0A1（2年前IVF-ET术后孕2个月自然流产
　　　　　　1次）。

体格检查　　妇检无异常。

辅助检查

➤ B超：宫内膜厚10 mm，靠近右侧宫角处可探及无回声区，最
　　大内径13 mm，囊内似见卵黄囊回声，未见胚芽，其与宫腔内
　　膜回声关系较密切，其周边可见肌层组织回声，最薄处厚约
　　1.9 mm，右侧宫角稍向外突出（图5-6）。

➤ 血hCG 7 040 IU/L。

入院诊断 宫角妊娠待查。

处　　理

> 宫腔镜检查术+诊刮术：宫腔形态正常，宫内膜稍增厚，未见明显孕囊，右侧宫角变浅，未见输卵管开口，左侧宫角呈漏斗状，输卵管开口呈裂隙状。诊刮出蜕膜样组织物约15 g，未见绒毛。

> 腹腔镜手术（图5-7）：子宫稍大，右侧宫角隆起约2.0 cm×2.0 cm，位于圆韧带内侧，将圆韧带向外推移。右侧输卵管伞端闭锁，左侧输卵管缩短，长约4 cm，双侧卵巢正常。于子宫肌层注射垂体后叶素6 U，切开右侧宫角清除妊娠物，见绒毛及蜕膜组织，可吸收线间断缝合伤口，最后于子宫肌层注射MTX 50 mg。

病　　理 宫角绒毛组织，宫腔子宫内膜组织，腺体呈分泌反应，间质蜕膜样变，未见绒毛。

出院诊断 1. 右侧宫角妊娠；2. 右侧输卵管积水。

随　　访 术后2周血hCG降至正常。

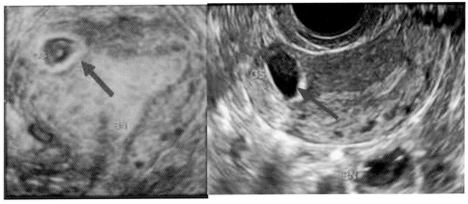

图5-6　三维B超（箭头所指孕囊位于右侧宫角，稍向外突出，局部肌层变薄，孕囊似与子宫内膜相连）

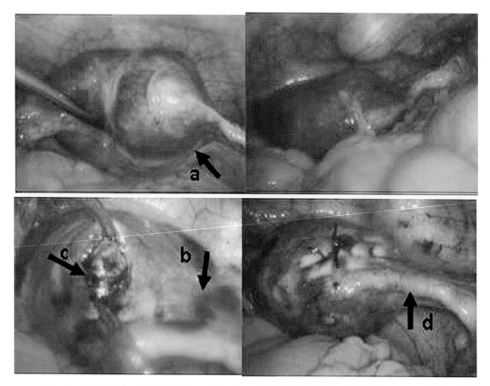

图5-7　腹腔镜手术中所见（a：位于右侧宫角妊娠物包块明显凸起；b：右侧圆韧带向外推移；c：宫角切开处绒毛；d：右侧输卵管）

病例4

病　　史　患者30岁，因"停经21⁺²周，腹痛3小时余"入院。孕17⁺周开始外院不定期产检（不详）。突发腹部剧痛3小时急诊入院。G3P0（既往2次异位妊娠病史，第1次行腹腔镜输卵管切除术，第2次腹式右侧宫角妊娠切开取胚+宫角修补术）。

体格检查　体温36.0℃，心率136次/分，呼吸20次/分，血压87/58 mmHg；SP$_{O_2}$83%。神情烦躁，后转为神志淡漠；腹

部膨隆，腹胀，全腹压痛、反跳痛；未及宫缩，未闻及
胎心音；腹腔穿刺抽出不凝血10 mL。

辅助检查　B超：胎位RSA，BPD 58 mm，AC 213 mm，FL 39 mm。羊水
暗区51 mm，胎盘位于子宫前壁，厚22 mm，成熟度0度。
未见胎心搏动，腹腔内游离液性暗区深约51 mm。

入院诊断　1．孕2产0宫内妊娠21^{+2}周单胎胎死宫内；2．失血性休
克；3．腹腔内出血。

处　　理

➤ 开腹探查术+右侧宫角妊娠妊娠物清除+宫角修补术（图5-8）。
探查腹腔积血约5 000 mL，右侧宫角见一长约6 cm破口，胎囊及
大部分胎盘组织突出，小部分胎盘附着于右侧宫角内，见活动
性出血，取出胎儿及胎盘组织，行右侧宫角修补术。子宫肌层
注射缩宫素、欣母沛，右侧输卵管缺如，左侧输卵管和双侧卵
巢正常。胎儿重500 g，羊水约100 mL。胎盘胎膜娩出完整。

➤ 术中血红蛋白最低降至47 g/L、血小板降至61×10^9/L，鱼精蛋
白副凝试验3P(+)。共输注浓缩红细胞10U，血浆2 300 mL，冷沉
淀20U，纤维蛋白原5 g，尿量3 600 mL。术后2小时复查血红蛋白
90 g/L，血小板95×10^9/L，纤维蛋白原降解产物520 μg/mL、3P
试验（—）。患者病情逐渐稳定。

病　　理　　胎盘大小13.0 cm×12.0 cm，重150g，切面色暗红，海绵
状，镜下呈中期胎盘改变（图5-9）。

术后诊断　1．失血性休克；2．弥散性血管内凝血（DIC）；3．右侧
宫角妊娠破裂；4．孕3产0宫角妊娠21$^+$周单死胎。

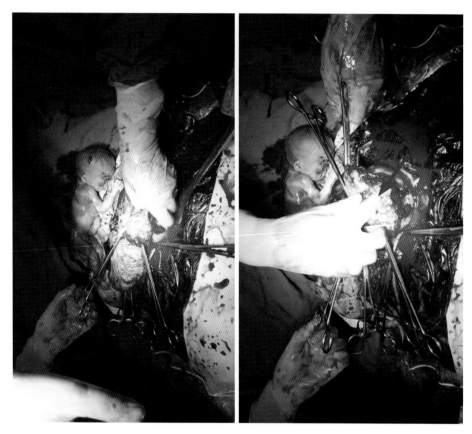

图5-8　开腹探查：宫角妊娠破裂（箭头指宫角破口处）

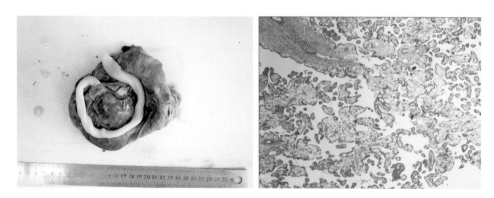

图5-9　胎盘病理

> **病例回顾**
>
> 　　病例1：早孕考虑宫角妊娠，宫角无向外隆起，密切监测，继续安胎妊娠至足月。
>
> 　　病例2：妊娠合并子宫畸形（不完全性纵隔子宫），孕囊偏向宫角，予宫腔镜检查+清宫术可完整清除宫角妊娠物。
>
> 　　病例3：IVF-ET术后发生宫角妊娠，右侧宫角包块向外突出，先行宫腔镜手术，宫内未清出妊娠物，后转腹腔镜手术，行宫角切开取胚术。通过手术明确宫角包块与圆韧带关系，与输卵管间质部妊娠鉴别。
>
> 　　病例4：连续两次同一侧宫角妊娠破裂大出血。该次发病前产检不规律，早孕期间B超未及时发现异常，宫角妊娠孕至21⁺周突发破裂大出血，胎盘附着宫角处。

第二节　诊治要点

1. 发生率

宫角妊娠的发生率占同期异位妊娠的2%～4%，占活产率不到1%，为1/5 000～1/2 500[1]。

2. 病因

目前宫角妊娠发生原因认为与异位妊娠的发病原因类似。可能发病机理有：

（1）子宫解剖改变导致胚胎种植位置偏移，着床于宫角部位。如先天性畸形（双角子宫、纵隔子宫等）[2]、后天性宫内解剖改变（如宫腔粘连）。

（2）机械因素或子宫内膜破损[1]。输卵管或盆腔炎症、宫内节育器、口服避孕药、输卵管间质部梗阻等，使受精卵未能顺利到达正常宫腔位置，着床于宫角部。

（3）子宫角肌层缺失。既往有宫角妊娠病史，曾行宫角处切开或者宫角楔形切除术，宫角处愈合后由于仅有浆膜层覆盖，形成内膜-腹膜瘘，容易宫角妊娠再发或者易于发生破裂[3]。

（4）IVF-ET术后可导致宫角妊娠发病率增加[3]。可能由于胚胎移植部位过于偏向宫角，也有人认为，胚胎移植入宫腔正常位置但随后进入了宫角部，推测可能输卵管部位某些趋化因子吸引胚胎，胚胎在宫腔内自由游走，子宫肌层蠕动极性改变为向宫角部位蠕动等。

3. 诊断要点

（1）1981年Jansen等[4]提出的宫角妊娠诊断标准：①腹痛、阴道流血伴有子宫不对称增大，继以流产或阴道分娩；②直视下发现子宫角一侧扩大伴有圆韧带外侧移位；③胎盘滞留在子宫角部。符合上述任何一项即可考虑宫角妊娠。显然，经过多年的临床验证，这一标准不适用于宫角妊娠的早期诊断，容易误诊和漏诊。此标准虽然反映了宫角妊娠的临床特点，但不能作为唯一的诊断标准被广泛适用。

（2）超声检查[2]：B超是早期宫角妊娠诊断及鉴别诊断的主要手段。①二维超声包括纵切、横切面，可观察宫腔妊娠囊着床的位置，宫角部有无突出，孕囊与宫腔内膜的关系，彩色多普勒检测局部血流情况；②三维超声更能清晰显示妊娠囊与子宫内膜、宫角关系以及妊娠宫角处周边肌层厚度。鉴于二维超声对孕囊与宫腔内膜、肌层关系的显示存在一定的局限性，早期难以与输卵管间质部妊娠相鉴别，一旦早期怀疑宫角妊娠，优先选择三维超声检查。

宫角妊娠超声诊断要点有：①孕囊与子宫相通，孕囊与子宫内膜相连；②孕囊周围有一层相对较厚而完整的肌层；③宫角可突出或不突出。

（3）MRI检查可清楚显示圆韧带和输卵管，准确测量妊娠宫角周围肌层和邻近肌层的厚度[2]。

4. 常见误诊

宫角妊娠的临床表现与其他类型异位妊娠、先兆流产等相似，容易发生误诊或漏诊。尤其需与输卵管间质部妊娠相鉴别，两者的治疗有所区别，其早期鉴别主要依靠B超结果。1992年，Timor-Tritsch等[5]提出了输卵管间质部妊娠B超诊断标准：①宫腔内未见孕囊；②孕囊距离正常内膜边缘＞10 mm；③孕囊周围肌层＜5 mm，该标准的特异性为88%~93%，敏感性仅为40%。换言之，宫角妊娠孕囊距宫腔内膜更近，周围肌层更厚，但具体数值定义仍无定论。因此，B超对鉴别宫角妊娠和输卵管间质部妊娠缺乏有效的特异性。MRI的准确性更高，但价格昂贵，临床上难以普遍使用。

根据宫角妊娠超声诊断要点，简言之，输卵管间质部妊娠孕囊与子宫内膜不相通，孕囊与子宫内膜间有子宫肌壁相隔，其孕囊周围肌层不完整。此外，宫角妊娠与输卵管间质部妊娠也可以根据术中包块与圆韧带关系相鉴别，宫角妊娠时子宫圆韧带外移，输卵管间质部妊娠包块在圆韧带的外侧[1]。

5. 治疗

宫角妊娠在治疗上与异位妊娠相似，根据患者是否发生破裂、有无继续妊娠要求、再次妊娠难度、医疗条件、医患治疗倾向性等方面综合制订治疗方案。

（1）期待疗法：宫角妊娠既有向宫角外生长的可能，亦有向宫腔内生长转为正常妊娠的可能，故并非所有宫角妊娠一旦确诊必须手术治疗。如患者有强烈的继续妊娠要求，若活胎，孕囊偏向宫角但周围肌层较厚（＞5 mm），妊娠物无向外凸起，在告知利弊风险后，继续安胎，可严密随访。定期监测B超，重点观察孕囊生长方向和环绕肌层厚度。

（2）宫腔镜下清宫术：对曾有子宫畸形、宫腔粘连等特殊病史的患者，在超声怀疑宫角妊娠时，尤其包块向宫腔生长或者周围肌层较厚时，优先考虑超声引导下宫腔镜清宫术。如仍无法到达异位妊娠包块或出现破裂出血则中转行经腹部手术（腹腔镜或开腹）。

（3）宫、腹腔镜联合手术：先行超声引导下宫腔镜下清宫术，判断是否清出宫内妊娠组织物，判断绒毛大小是否符合孕周。若未能清出绒毛，宫腔镜检查未见宫内妊娠物，超声仍见孕囊偏向宫角；或者清出部分绒毛，宫腔镜检查未见宫内妊娠物，超声提示宫角仍有异常回声突起，则可行腹腔镜探查手术。①宫角切开取胚+宫角修复术。该术式可恢复宫角的解剖和功能，提升术后正常妊娠率。切开组织前可使用垂体后叶素宫底肌壁注射以减少出血。为减少持续性异位妊娠的发生，取胚并修补宫角后须宫角肌壁注射MTX。②宫角楔形切除术。宫角切开取胚有时容易发生持续性异位妊娠，所以认为楔形切除术治疗较彻底。

目前没有指南对宫角妊娠规范化治疗进行标准化，仍存在一些争议。①宫角妊娠孕囊周围肌层达多厚才能保证继续妊娠至足月不发生宫角破裂？②不同的肌层厚度与宫角破裂发生率的关系如何？③宫角切开取胚和宫角楔形切除的手术选择是否有一定的标准？有学者以腹腔镜下宫角妊娠包块向外凸起的大小作为界定标准[1]：若＜3.5cm选择宫角切开取胚术，若＞4cm选择宫角楔形切除术。

6. 随访

若选择期待观察，必须严密行超声监测，若无特殊情况，2周复查1次，对指导是否需及时终止妊娠或继续妊娠有重大意义。若行手术治疗，术后应监测血hCG变化，直至正常为止，以免延误治疗宫内组织物残留或者持续性异位妊娠等并发症。

7. 术后再次妊娠前指导

建议术后2个月复查子宫输卵管造影，了解宫角形态恢复情况和输卵管通畅情况，一般避孕3～6个月可再次尝试受孕，孕前行三维超声检查，了解手术后宫角处肌层厚度，以更好评估再次妊娠发生宫角破裂机会。

（胡桂英）

参考文献

［1］ Macrae R，Olowu O，Rizzuto M I，et al. Diagnosis and laparoscopic management of 11 consecutive cases of cornual ectopic pregnancy[J]. Arch Gynecol Obstet，2009，280（1）：59-64.

［2］ Arleo E K，Defilippis E M. Cornual，interstitial，and angular pregnancies：clarifying the terms and a review of the literature[J]. Clin Imaging，2014，38（6）：763-770.

［3］ Maruthini D，Sharma V. A Case of Live Birth after Uterine Reconstruction for Recurrent Cornual Ectopic Pregnancy following IVF Treatment[J]. Case Rep Obstet Gynecol，2013，2013：252-261.

［4］ Jansen R P，Elliott P M. Angular intrauterine pregnancy[J]. Obstet Gynecol，

1981，58（2）：167–175.

［5］ Timor–Tritsch I E，Monteagudo A，Matera C，et al. Sonographic evolution of cornual pregnancies treated without surgery[J]. Obstet Gynecol，1992，79（6）：1044–1049.

第六章

宫颈妊娠

本章知识

1. 发病率低，在异位妊娠中＜1%。

2. 临床表现缺乏特异性，多表现为停经及无痛性阴道流血，也可为间歇性阴道大出血。

3. 诊断标准：①妇科检查发现膨大宫颈上方为正常大小的子宫；②妊娠组织物完全在宫颈管内；③分段刮宫，宫腔内未见任何妊娠组织物。

4. 治疗包括药物治疗和手术治疗（保守性手术和根治性手术），方法选择主要根据患者的妊娠周数、出血程度及生育要求等因素综合决定。

宫颈妊娠（cervical pregnancy）指受精卵种植在宫颈组织学内口水平以下的宫颈管内，并在该处黏膜内着床和发育。宫颈妊娠发病率尽管较低，但是其危险性较高。

第一节 典型病例

病例1

病 史 患者41岁，因"清宫术后阴道大量出血18小时余"入院。G8P2A5（足月顺产2次，人流4次，自然流产1次）。18小时余前因"停经45天，稽留流产待查"外院行清宫术中阴道流血约400 mL，即停止手术，予缩宫素20 U静滴及宫腔塞纱止血，后转至我院。

体格检查　妇检：阴道内见少量暗红色积血；宫颈正常大小，光滑，宫口闭合，未见组织物堵塞；子宫前位，增大如孕2个月大小，质硬，无压痛；双侧附件区未及异常。

辅助检查

> B超：宫腔内见高回声团64 mm×13 mm，宫腔下段内见混合性回声团23 mm×15 mm。

> 血hCG 26 260 IU/L，Hb 83g/L。

入院诊断　1. 阴道出血查因：宫颈妊娠待查；人流不全待查；妊娠滋养细胞疾病待查；2. 中度贫血。

处　　理　宫腔镜检查术+诊刮术：宫颈内口呈圆形，可见少许组织物位于宫颈管内，宫腔形态基本正常，后壁见少量蜕膜样组织物残留，双侧宫角呈漏斗状，输卵管开口呈圆形。行刮宫术，予小号刮匙轻轻搜刮宫颈管，刮出少许陈旧组织物，宫腔刮出组织物5 g，肉眼未见明显绒毛组织，可见陈旧的蜕膜组织及少量凝血块。出血较多，予缩宫素加强宫缩。再次置镜，宫腔内无明显组织物残留（图6-1）。

病　　理　宫颈退变绒毛及蜕膜组织；宫腔蜕膜组织。

出院诊断　1. 宫颈妊娠；2. 妊娠组织物残留；3. 中度贫血 。

随　　访　患者术后3周内血hCG降至正常，术后1个月月经复潮。

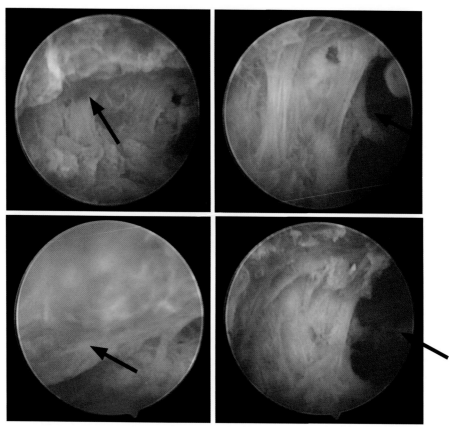

图6-1 宫腔镜检查中所见（箭头所指即宫颈管内组织物位置）

病例2

病　　史　患者35岁，因"人流术后阴道流血、下腹胀痛23天"入
　　　　　院。G2P0A1（人流1次）。23天前因"稽留流产待查"在
　　　　　我院行人流术，术中清出陈旧机化组织25 g，未见绒毛组
　　　　　织，术中出血约200 mL。

体格检查　妇检：阴道内可见暗红色血液；宫颈光滑，宫口闭合，
　　　　　无活动性出血；子宫前位，增大如孕2个月大小；双侧附
　　　　　件未及异常。

辅助检查

➢ 三维B超：宫腔下段及宫颈管内混合性声像约54 mm×45 mm
（图6-2）。

➢ 血hCG 1 132 IU/L。

入院诊断 1．人流不全待查；2．宫颈妊娠待查。

处　理

➢ 宫腔镜检查术：宫颈管呈圆形，颈管内见一个5 cm×5 cm大小
圆形机化组织物，粘连附着于左侧壁。宫腔形态基本正常，
双侧宫角呈漏斗状，输卵管开口呈圆形，宫腔内膜呈蜕膜样
增厚（图6-3）。

➢ 清宫术：宫颈管组织物粘连机化难以吸出，遂反复钳夹出约
60 g的机化组织，肉眼未见明显绒毛结构。术后B超提示宫腔线
清晰，未见明显组织物残留，宫颈管膨大呈一个较大腔隙。

病　理　宫颈管内少许高度退变的绒毛组织及炎性坏死组织。

出院诊断 宫颈妊娠。

随　访　患者术后2周内血hCG降至正常，术后1个月月经复潮。

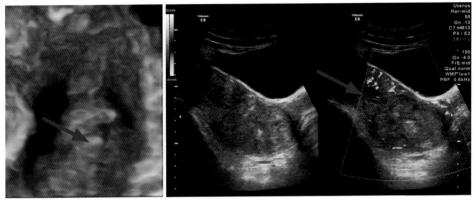

图6-2　三维B超：宫腔下段及宫颈管内混合性声像（箭头所指即混合性回声）

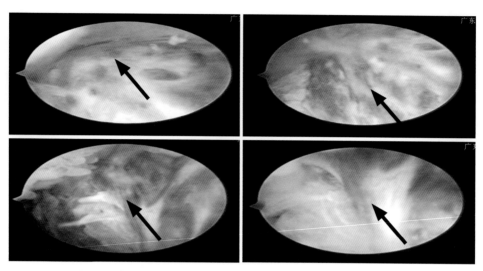

图6-3　宫腔镜检查中所见（箭头所指即宫颈管内机化组织物）

病例3

病　　史　患者33岁，因"停经53天，阴道流血2天"入院。G6P2A3
　　　　　（足月顺产2次，人流3次）。

体格检查　妇检：阴道内可见少量白色分泌物；宫颈光滑，宫口
　　　　　闭合，稍膨大，表面稍紫；子宫前位，增大如孕6^+周大
　　　　　小；双侧附件未及异常。

辅助检查

> B超：宫颈管内无回声区大小12 mm×5 mm，提示宫颈妊娠（图
> 6-4）。

> 血hCG 16 630.4 IU/L。

入院诊断　宫颈妊娠待查。

处　　理

> 宫腔镜检查术：宫颈管呈圆形，颈管前壁见一个1.5 cm×

1.5 cm大小紫蓝色组织物，宫腔形态基本正常，双侧宫角形态正常，双侧输卵管开口可见，宫腔内膜呈蜕膜样改变（图6-5）。

> 清宫术：负压吸引宫颈管及宫腔一圈，吸出组织物15 g，似见少许绒毛。术后B超提示宫腔及宫颈管无明显组织物残留。

病　　理　宫颈管内蜕膜组织中见少许绒毛。

出院诊断　宫颈妊娠。

随　　访　患者术后3周内血hCG降至正常，术后1个月月经复潮。

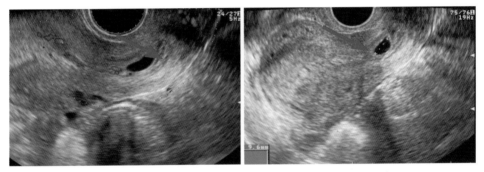

图6-4　B超：宫颈管内无回声区（箭头所指即混合性回声）

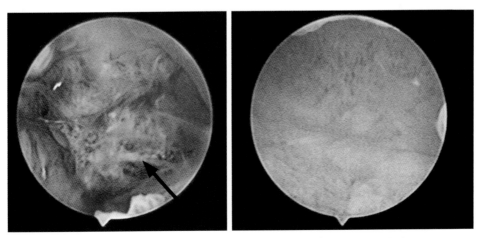

图6-5　宫腔镜检查中所见（箭头所指即宫颈管内妊娠组织物）

病例回顾

病例1：误诊为稽留流产而行清宫术，术中出现大量阴道流血，宫腔镜检查示宫腔、宫颈管未见妊娠组织物，宫颈管处有出血，予刮宫及搔刮宫颈管后出血减少。病理示宫颈刮出物见退变绒毛及蜕膜组织。

病例2：误诊为稽留流产而行清宫术，术后阴道流血、下腹胀痛23天，宫腔镜检查示颈管内见一个5 cm×5 cm大小圆形机化组织物，粘连附着在左侧壁。病理示宫颈管内少许高度退变的绒毛组织及炎性坏死组织。

病例3：疑诊为宫颈妊娠，宫腔镜检查示宫颈管前壁见一个1.5 cm×1.5 cm大小紫蓝色组织物。病理示宫颈管内蜕膜组织中见少许绒毛。

第二节　诊治要点

1. 发病率

宫颈妊娠占妊娠数的1/18 000～1/2 500，占异位妊娠数＜1/100[1-4]。

2. 病因

宫颈妊娠病因至今不明，多见于经产妇，可能原因有：①早孕人流、中孕引产、剖宫产、宫内节育器等导致子宫内膜缺损、粘连；②子宫发育不良、子宫畸形、子宫肌瘤等导致子宫体腔变形，不利于受精卵在子宫体腔内着床，孕囊下降至子宫颈管内着床；③接受辅助生殖技术者，可能因胚胎被送到子宫颈管内，或胚胎送到了子宫体腔内后随移植介质的流动到达子宫颈管内着床；④子宫体腔正常，孕卵游走过快或发育迟缓也可下降到子宫颈管内着床。上述因素均可能导致宫颈妊娠的发生[5]。

3. 诊断要点

宫颈妊娠的临床表现没有特异性，与先兆流产相似，多表现为停经及无痛性阴道流血，也可为间歇性阴道大量流血。妇科检查发现宫颈显著膨大呈桶状，变软变蓝，宫颈外口稍扩张，呈内陷小孔状，宫颈内口紧闭，无触痛，子宫体大小正常或稍大，故宫颈与宫体呈葫芦状[5]。

宫颈妊娠的诊断标准：①妇科检查发现在膨大的宫颈上方为正常大小的子宫；②妊娠组织物完全在宫颈管内；③分段刮宫，宫腔内未见任何妊娠组织物。

近年来随着超声诊断技术的不断提高，阴道超声可以更清楚且更早期地辅助诊断，超声下宫颈妊娠的典型表现[6]：①宫颈管膨胀；②颈管内有完整的妊娠囊，有时还可见到胚芽或胎心；③宫颈内口闭合；④宫腔空虚。

4. 常见误诊

宫颈妊娠临床表现无特异性，易误诊为早孕、先兆流产、难免流产、稽留流产、不全流产等宫内妊娠及子宫瘢痕妊娠等异位妊娠，以致在行人工流产术、清宫术、自然流产时发生难以控制的大出血和失血性休克。对于妊娠合并无痛性阴道流血者，且曾有人流、刮宫、宫腔手术操作、剖宫产、宫腔形态异常史者，需尽早行经阴道超声检查，明确有无宫颈妊娠，警惕误诊为以上疾病[5]。

本文病例1、病例2均因误诊为稽留流产而行清宫术，术中、术后阴道流血多，宫腔镜检查见宫颈管内组织物，刮出组织物送病理检查见绒毛组织，而明确诊断为宫颈妊娠。

5. 治疗

宫颈妊娠一经确诊，需尽快终止妊娠。目前宫颈妊娠的治疗方法较以往有更多的选择，除了全子宫切除外，还有各种保守性治疗方法。早期确诊病例若保守治疗成功可以改善患者的预后，但各种保守性治疗的方法与效果还需前瞻性临床研究及随访。

主要保守性治疗方式有药物治疗和手术治疗。药物治疗首选MTX行杀胚治疗，已报道的常用用药方法有：①全身用药：肌内注射MTX 50 mg/m^2，单次；②局部用药：B超引导下孕囊局部注射MTX 50 mg/m^2，单次。1983年Farabow等[7]首先报道将MTX用于宫颈妊娠的保守治疗，国内外尚有报道[8]应用天花粉、氯化钾、米非司酮、放线菌素、甲醛、乙醇等治疗宫颈妊娠成功的病例。保守性手术治疗多应用于药物杀胚治疗后，主要包括清除妊娠物手术和止血手术。清除妊娠物手术主要方式有：①宫腔镜下清宫或电切术，1996年Ash等[9]首次应用宫腔镜治愈1例宫颈妊娠后，国内外陆续有宫腔镜治疗宫颈妊娠的报道；②宫颈管吸刮术，术后使用纱布填塞或Foley尿管压迫止血。止血手术主要方式有：①宫颈缝扎术，1995年Serrati等[10]首次报道宫颈缝扎及搔刮术治愈宫颈妊娠成功的病例；②双侧子宫动脉栓塞术，2003年Gui等[11]首次报道1例宫颈妊娠妇女在行子宫动脉栓塞后用MTX保守治疗成功的病例；③双侧髂内动脉结扎术。当以上保守治疗失败或发生致命性大出血时，切除子宫仍是挽救患者生命的最后选择。

宫颈妊娠的治疗方法较多，应遵循个体化原则，具体方法的选择应根据患者的妊娠周数、出血程度及生育要求等因素综合决定。查阅国内外相关文献，暂无治疗方法具体标准的相关报道，但疗效较为肯定的主要有甲氨蝶呤药物杀胚胎、子宫动脉栓塞术减少出血及宫腔镜手术清除妊娠组织物等治疗方法[12~17]。药物治疗在杀死胚胎的同时，可减少妊娠部位的血液供应，子宫动脉栓塞可直接阻断妊娠部位的血液供应，从而降低了大出血风险，减少子宫切除的可能，为保留子宫的保守性手术治疗提供了条件，有利于保留患者的生育功能。宫腔镜手术治疗宫颈妊娠既可明确胚胎着床部位，又可较完整地将胚胎清除干净，还可在直视下电凝止血，治疗较彻底，不必长期观察随访。

综上所述，对于出血少、病情平稳的宫颈妊娠患者，可选择甲氨蝶呤药物杀胚胎后，择期行宫腔镜手术清除妊娠组织物；对于出血多、病情危急的宫颈妊娠患者，可选择双侧子宫动脉栓塞术后，择期行宫腔镜手术清除妊娠组织物。对于发生致命性大出血的宫颈妊娠，经积极止血治疗无效的，为抢救患者生命可选择全子宫切除术。

6. 随访

术后需监测血hCG，1～3周后降至正常范围。建议术后1个月复查宫腔镜检查，了解宫颈及宫腔形态和输卵管通畅情况。建议避孕6个月可再次妊娠，孕前3个月行孕前检查及指导。

7. 治疗后再妊娠结局

国外学者Barham等[18]观察了15例宫颈妊娠治疗后再次妊娠的病例，10/15可足月妊娠，2/15早产，2/15自发流产，1/15选择性中止妊娠。其中1例因宫颈机能不全而致胎膜早破，在孕25周胎儿娩出，未能存活。

（毛婷）

参考文献

［1］ Vela G，Tulandi T. Cervical pregnancy：the importance of early diagnosis and treatment[J]. J Minim Invasive Gynecol，2007，14（4）：481-484.

［2］ Bouyer J，Coste J，Fernandez H，et al. Sites of ectopic pregnancy：a 10 year population-based study of 1800 cases[J]. Hum Reprod，2002，17（12）：3224-3230.

［3］ Yankowitz J，Leake J，Huggins G，et al. Cervical ectopic pregnancy：review of the literature and report of a case treated by single-dose methotrexate therapy[J]. Obstet Gynecol Surv，1990，45（7）：405-414.

［4］ Parente J T，Ou C S，Levy J，et al. Cervical pregnancy analysis：a review and report of five cases[J]. Obstet Gynecol，1983，62（1）：79-82.

［5］ 王含必. 宫颈妊娠的诊断与治疗[J]. 中华妇产科杂志，1999，34（5）：315.

［6］ Hung T H，Jeng C J，Yang Y C，et al. Treatment of cervical pregnancy with methotrexate[J]. Int J Gynaecol Obstet，1996，53（3）：243-247.

［7］ Farabow W S，Fulton J W，Fletcher V J，et al. Cervical pregnancy treated with methotrexate[J]. N C Med J，1983，44（3）：91-93.

［8］ 邓兴书. 宫颈妊娠的研究进展[J]. 医学信息（中旬刊），2010，5（4）：738-740.

［9］ Ash S，Farrell S A. Hysteroscopic resection of a cervical ectopic pregnancy[J]. Fertil Steril，1996，66（5）：842-844.

［10］ Serrati A，Loverro G，Cormio G. Transabdominal cerclage in the management of cervical pregnancy：three case reports[J]. Arch Gynecol Obstet，1995，256（2）：103-106.

［11］ Gui B，Missere M，Di Stasi C，et al. Diagnostic and therapeutic imaging in a case of cervical pregnancy. Clinical aspects and ethical implications[J]. Rays，2003，28（2）8：167-174.

［12］ 尚敏捷，王长智，赵琳. 药物联合宫腔镜治疗子宫颈妊娠二例报告[J]. 中华妇产科杂志，2011，46（10）：782-783.

［13］谢春明，薛耀勤，冯对平. 子宫动脉栓塞术治疗子宫颈妊娠的临床效果观察[J]. 中华妇产科杂志，2005，40（12）：853.

［14］何向群，赵素芬. 子宫颈妊娠药物流产后大出血行宫颈缝扎一例[J]. 中华妇产科杂志，2004，39（8）：518.

［15］李德华，李海倩，杨玲. 子宫颈妊娠八例临床分析[J]. 中华妇产科杂志，2002，37（2）：108.

［16］刘萍，陈春林，朱秋云. 经导管动脉栓塞术治疗宫颈妊娠刮宫术后出血一例[J]. 中华妇产科杂志，2000，35（8）：510.

［17］姚常晖，刁红. 甲氨蝶呤治疗宫颈妊娠一例[J]. 中华妇产科杂志，1998：248.

［18］Barham J M，Paine M. Reproductive performance after cervical pregnancy：a review[J]. Obstet Gynecol Surv，1989，44（9）：650–655.

第七章
子宫肌壁间妊娠

本章知识

1. 子宫肌壁间妊娠是一种罕见的异位妊娠，多表现为多次刮宫均不成功，血hCG持续升高。

2. B超、MRI检查是主要的诊断辅助检查，但首次正确诊断率低，易误诊为宫角妊娠、人流不全、输卵管间质部妊娠、胎盘植入、妊娠滋养细胞肿瘤、子宫肌瘤变性等疾病。

3. 手术治疗（切开子宫肌壁清除妊娠物并修补子宫）为首选治疗方案，包括开腹手术或腹腔镜手术，尽可能保留生育功能，但术中很难辨清妊娠所在部位，子宫肌层注射垂体后叶素使子宫收缩后见表面局部突起以识别病灶所在部位。

4. 宫腔镜检查对排除宫角妊娠和人流不全有显著价值。

子宫肌壁间妊娠(intramural pregnancy)是一种罕见的异位妊娠，是指受精卵在子宫肌层内着床、生长发育，妊娠囊被子宫肌层包围，与宫腔、输卵管均不相通，子宫无小囊、憩室及先天畸形[11]。

第一节　典型病例

病例1

病　史　患者21岁，因"清宫术后2个月，B超提示宫腔内组织残留1周"入院。G3P1A1（足月顺产1次，稽留流产1次）。2个月前因"停经80天，胚胎停育"在外院行清宫术，术后一直阴道流血淋漓不净，当地医院B超提示宫腔混合性回声，再次行清宫，1周后阴道流血止。两次清宫组织物均未送病检。术后再次B超检查提示宫腔混合性回声区，约22 mm×10 mm，边界清，考虑残留组织水泡样变。

体格检查 妇检无异常。

辅助检查

➢ B超：宫底偏左见混合性回声团，大小约30 mm×25 mm，与宫腔及子宫肌层分界不清，呈蜂窝样改变（图7-1）。

➢ MRI：子宫前位，体积增大，底部子宫肌层菲薄，宫底部偏左处有一大小约46 mm×37 mm×42 mm的混杂信号，子宫体深肌层受侵，子宫体内膜结构显示欠清晰（图7-2）。

➢ 血hCG 1069.37 IU/L。

入院诊断 妊娠滋养细胞疾病待查（部分性葡萄胎待查；侵蚀性葡萄胎待查）。

处 理

➢ 宫腔镜检查：宫腔形态及容积正常，内膜菲薄，散在腺管开口，未见异常赘生物或异形血管，宫角呈漏斗状，左侧宫角处见局部向宫腔内突起，未见明显孕囊或异常赘生物，左侧输卵管开口显示不清；右侧输卵管开口清晰可见，行诊刮术，未见明显组织物刮出。

➢ 腹腔镜检查：子宫稍大，左侧宫角部稍隆起，表面稍呈紫蓝色，双侧附件无异常。子宫肌层注射垂体后叶素6 U，见左侧宫角隆起约30 mm×30 mm，表面稍呈紫蓝色，余子宫表面稍呈白色，切开左侧宫角清除妊娠物，见绒毛及蜕膜组织，子宫肌壁间隙与宫腔、输卵管均不相通（图7-3）。

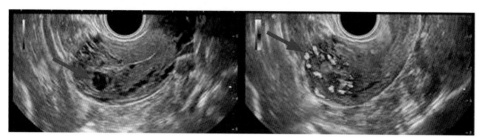

图7-1 B超：宫底偏左见混合性回声团，大小约30 mm×25 mm，与宫腔及子宫肌层分界不清，呈蜂窝样改变

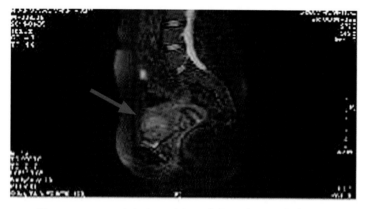

图7-2 MRI：子宫体积增大，底部子宫肌层菲薄，宫底部偏左处有一大小约46 mm×37 mm×42 mm的混杂信号，子宫体深肌层受侵，子宫体内膜结构显示欠清晰

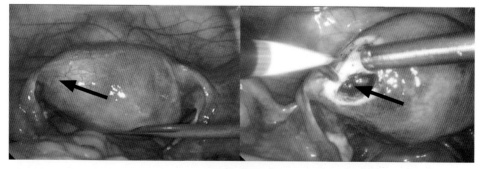

图7-3 腹腔镜手术中所见：左侧宫角部稍隆起，表面稍呈紫蓝色，切开后见绒毛及蜕膜组织，子宫肌壁间隙与宫腔、输卵管均不相通

病　　理　左宫角肌壁间组织物见绒毛及蜕膜组织。

出院诊断　子宫肌壁间妊娠。

随　　访　术后40天血hCG降至正常，术后避孕套避孕。

病例2

病　　史　患者26岁，因"清宫术后3个月，发现宫腔内组织物残留
　　　　　3天"入院。G3P1A1（足月顺产1次，中孕引产1次）。
　　　　　3个月前因"孕2余余，胚胎停止发育"在外院行清宫
　　　　　术，术后45天月经来潮，量少。3天前B超提示宫腔内混
　　　　　合性回声光团。

体格检查　无异常。

辅助检查

> B超：子宫内膜厚5 mm，子宫体左侧可见混合性回声团，大小
> 33 mm×33 mm，与左侧宫角分界不清，内回声不均匀，可见多
> 个无回声区，其内部及边缘可见稍丰富彩色血流信号，左侧壁
> 肌层最薄处约1.4 mm（图7-4）。

> MRI：子宫大小约6.24 cm×3.86 cm×7.68 cm，宫腔内可见异常
> 信号影，病灶大小约3.34 cm×3.76 cm×2.17 cm，病灶与子宫
> 左侧底壁分界不清，局部子宫肌层变薄，最薄约1.9 mm，双侧
> 附件未见明显占位（图7-5）。

> 血hCG 19.36 IU/L。

入院诊断　妊娠组织物残留待查。

处　　理

> 宫腔镜检查：宫腔容积正常，宫底可见条索状纤维肌性粘连
> 带，内膜较薄，双侧宫角因粘连带遮挡变浅，左侧输卵管开口

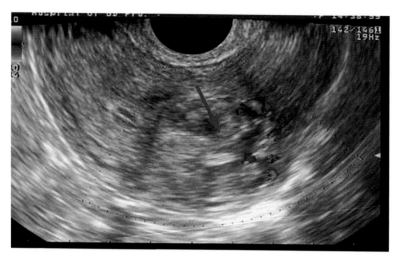

图7-4　B超：子宫体左侧可见混合性回声团33 mm×33 mm，与左侧宫角分界不清，其内部及边缘可见稍丰富彩色血流信号，左侧壁肌层最薄处约1.4 mm

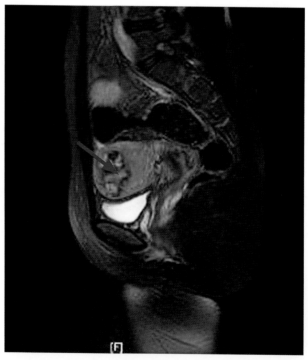

图7-5　MRI：宫腔内病灶大小约3.34 cm×3.76 cm×2.17 cm，与子宫左侧底壁分界不清，局部子宫肌层变薄，最薄约1.9 mm

未见，右侧输卵管开口清晰可见，宫腔内未见妊娠组织物，行宫腔粘连分离术。

➢ 腹腔镜检查：子宫稍大，左侧宫角部稍膨大，表面未见明显异常。双侧附件未见明显异常。行腹腔镜下左侧宫角切开妊娠物清除术，见残留妊娠机化组织（图7-6）。

病　　理　左宫角肌壁间绒毛组织及退变的纤维素样物。

出院诊断　1．子宫肌壁间妊娠；2．轻度宫腔粘连。

随　　访　术后第二天血hCG降至正常，术后避孕套避孕。

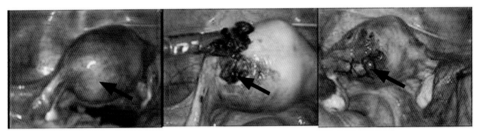

图7-6　腹腔镜手术中所见：左侧宫角部稍膨大，切开见残留妊娠机化组织

病例回顾

　　病例1：多次刮宫未成功，B超提示宫内组织残留组织水泡样变，误诊为妊娠滋养细胞肿瘤。

　　病例2：清宫术后发现宫腔内组织物残留，B超提示宫内残留，误诊为人流不全。

第二节 诊治要点

1. 发生率

子宫肌壁间妊娠的发生率约为妊娠者的1/30 000，占所有异位妊娠的比例＜1%[2]，由1913年Doederlein等[3]首次报道，到2012年为止，英文文献报道该病例共51例[4-5]。

2. 病因

子宫肌壁间妊娠的发生机理不是很确切，可能的发生机理有：①子宫内膜受损或缺陷：宫腔手术史、剖宫产史、子宫穿孔史，甚至宫内节育器放置术，都可能导致子宫内膜损伤，受精卵由受损的内膜处种植于子宫肌壁间，或者由于原来的手术导致窦道、假道形成，受精卵种植入窦道、假道[6-7]；②子宫浆膜面受损：由于盆腔手术（子宫肌瘤剔除术）或盆腔炎症使得子宫浆膜面部分破坏，受精卵游离出输卵管，在盆腔游走时从此缺损处植入肌层内[8-9]；③子宫腺肌病：受精卵通过异位子宫内膜的窦道进入子宫肌层，子宫肌层具有活性的异位内膜同样会因雌激素、孕激素的作用而发生蜕膜样变，成为胚胎种植的潜在部位[10]；④IVF-ET术中如发生困难的胚胎移植，可能在子宫肌层形成假道而发生受精卵植入子宫肌层[11-13]。

3. 诊断要点

子宫肌壁间妊娠多在早孕期间发生子宫破裂，如果延误诊断甚至可能发生致命性大出血[6]，常需要手术修补甚至切除子宫[1, 13]。仅有1例报道在孕30周时发生子宫破裂施行剖宫产及子宫切除术，胎儿存活[14]。不少患者需要保留生育功能，如何早期诊断是关键，早期诊断能预防严重并发症的发生。

（1）由于临床表现没有特异性，仅表现为轻度腹痛和少量阴道出血，甚至无明显症状，所以早期子宫肌壁间妊娠很难在术前明确诊断，常在发生子宫破裂时才得以诊断。多表现为多次刮宫均不成功，血hCG持续升高不降，但也有血hCG正常的报道[6, 15]。

（2）彩超检查是诊断本病的主要手段，所有患者在宫腔内膜内未见到孕囊，根据其声像图可分为3型[16] ①孕囊型：在子宫肌层内可见孕囊，孕卵呈双环征，有的可见到卵黄囊、胚芽、胎心搏动。②包块型：以混合回声为主，内常见不规则的液性暗区，为妊娠流产所致，包块内为妊娠组织与血液、血块的混合物。以上两型孕囊或包块四周都环绕肌层，与子宫腔不连通，独立于内膜外，孕囊或包块周边肌层常可见血管扩张，特别是孕期较长者，孕囊周边肌层或包块内血流丰富。③破裂型：以腹腔积血为主要表现，腹腔内可见大量的液性暗区，局部病灶常难以显示。

（3）MRI可作为诊断的金标准[17]，能很清晰地显示包块与子宫腔的关系，但价格昂贵，检查时，不宜作为首选方法，且有资料表明，与彩超比较，其诊断准确率差异不大[18]，只在超声不能明确妊娠部位，或由于子宫多发性肌瘤的遮挡，MRI能提供进一步帮助。

4. 常见误诊

子宫肌壁间妊娠的临床表现与早孕、妊娠滋养细胞肿瘤相似，容易误诊，未发生子宫破裂的子宫肌壁间妊娠在二维超声下易误诊为宫角妊娠、人流不全、输卵管间质部妊娠、胎盘植入、妊娠滋养细胞肿瘤、子宫肌瘤变性等疾病[19]，三维超声对妊娠囊的定位更为准确[2, 8]。国内文献病例报道首次正确诊断率仅为12.9%，这主要与本病发生罕见、对本病的认识不足、超声分辨率不高等有关[15]。

5. 治疗

和其他异位妊娠的处理相同，包括药物治疗、手术治疗和期待疗法，依据患者的病情、孕囊大小、年龄及是否保留生育功能，采取对应的治疗方案[2]。

（1）药物治疗：如病情在早期得以明确诊断，子宫未破裂且需要保留生育功能患者，可考虑用药物杀死异位胚胎组织，常用MTX，局部用药途径有介入治疗（超声引导下注射MTX至病灶处）或肌内注射，用药方案有单次给药 50 mg/m^2 [20]，或多次给药 50 mg/m^2×8天[19]，也可以在超声介入下孕囊内注射MTX和氯化钾注射液[11, 19]。对于血hCG值很低者也可采用期待疗法[5, 21]。但药物保守治疗疗程长，治疗可能不彻底，甚至保守失败最终仍需手术可能，而且大剂量或长时间使用MTX，可能导致药物性肝损害，因此治疗期间应密切监测患者肝功能变化。

（2）手术治疗：手术应清除妊娠物并尽可能剔除干净肌壁间病灶，效果确切。如子宫未破裂或子宫壁破坏不严重者尽量保留患者的生育功能，可局部注射MTX杀灭残留滋养叶细胞；如患者无保留子宫要求且子宫壁破坏严重，出血较多、宫缩欠佳，可行子宫全切术。

①开腹手术。文献报道大部分子宫肌壁间妊娠病例施行了开腹子宫切除或子宫修补术[1, 4, 7, 22]。

②腹腔镜手术。1995年，Tucker等[23]报道了第一例子宫肌壁间妊娠行腹腔镜手术清除妊娠病灶，但2个月后施行了子宫切除术。2010年，Nabeshima等[24]报道了第一例腹腔镜手术成功清除妊娠病灶而保留子宫。2013年，有文献报道了第一例宫腔镜、腹腔镜联合手术治疗子宫肌壁间妊娠[25]。腹腔镜能仔细观察病灶所在部位，并清除病灶。手术的难点在于辨清妊娠所在部位，有些病例子宫表面几乎均匀，未见明显局

部突起，很难辨清妊娠所在部位，在子宫肌层注射垂体后叶素，子宫收缩后见表面局部稍微突起。手术效果好，微创，术中出血少，术后恢复快，术后1~4周血hCG降至正常。总之，在治疗上要个体化处理，尽量保留生育功能。

宫腔镜检查作用：由于子宫肌壁间妊娠早期难以在术前明确诊断，且易误诊为宫角妊娠、人流不全，因此，宫腔镜检查作为一种微创性检查手段，对排除宫角妊娠和人流不全有显著价值。

综上所述，子宫肌壁间妊娠是一种极其少见的异位妊娠，其发生率随着人工流产率、剖宫产率的上升以及胚胎移植率增多有增加趋势。临床上对多次清宫不成功，清宫后血hCG 持续不降或下降不理想，而血hCG 值不高，超声提示子宫肌壁间病灶血流丰富，应高度怀疑此病，做到早期诊断，及时行宫、腹腔镜手术治疗是微创、安全、有效的，能避免发生致命性的大出血，保留生育功能。

（曾俐琴）

参考文献

［1］ Ginsburg K A，Quereshi F，Thomas M，et al. Intramural ectopic pregnancy implanting in adenomyosis[J]. Fertil Steril，1989，51（2）：354–356.

［2］ Ong C，Su L L，Chia D，et al. Sonographic diagnosis and successful medical management of an intramural ectopic pregnancy[J]. J Clin Ultrasound，2010，38（6）：320–324.

［3］ Doederlein T，Herzog M. A new type of ectopic gestation：pregnancy in an adenomyoma uteri[J]. Surg Gynecol Obstet，1913，16：14–20.

［4］ Karakok M, Balat O, Sari I, et al. Early diagnosed intramural ectopic pregnancy associated with adenomyosis: report of an unusual case[J]. Clin Exp Obstet Gynecol, 2002, 29（3）: 217-218.

［5］ Emma K, Katie M D, Julia R, et al. Intramural ectopic pregnancy: a case and review of the literature[J]. Eur J Obstet Gynecol Reprod Biol, 2013, 168（2）: 129-133.

［6］ Vasilios D, Theoder S, Spyridoula C, et al. Intramural pregnancy with negative maternal serum b-HCG[J]. Eur J Obstet Gynecol Reprod Biol, 2003, 111（1）: 94-95.

［7］ Jin H M, Zhou J H, Yu Y, et al. Intramural pregnancy: a report of 2 cases[J]. J Reprod Med, 2004, 49（49）: 569-572.

［8］ Lee GSR, Hur SY, Kown I, et al. Diagnosis of early intramural ectopic pregnancy[J]. J Clin Ultrasound, 2005, 33（4）: 190-192.

［9］ Park W I, Jeon Y M, Lee J Y, et al. Subserosal pregnancy in a previous myomectomy site: a variant of intramural pregnancy[J]. J Minim Invasive Gynecol, 2006, 13（3）: 242-244.

［10］ Lu H F, Sheu B C, Shih J C, et al. Intramural ectopic pregnancy Sonographic picture and its relation with adenomyosis[J]. Acta Obstet Gynecol Scand, 1997, 76（9）: 886-889.

［11］ Choi D H, Kwon H, Kim Y S, et al. Intramural pregnancy associated with adenomyosis after in vitro fertilization and embryo transfer: a case report[J]. J Reprod Med, 2009, 54（4）: 255-258.

［12］ Khalifa Y, Redgment C J, Yazdani N, et al. Intramural pregnancy following difficult embryo transfer[J]. Hum Reprod, 1995, 9（12）: 2427-2428.

［13］ Hamilton C J, Legarth J, Jaroudi K A. Intramural pregnancy after in vitro fertilization and embryo transfer[J]. Fertil Steril, 1992, 57（1）: 215-217.

［14］ Fait G, Goyert G, Sundareson A, et al. Intramural pregnancy with fetal survival: case history and discussion of etiologic factors[J]. Obstet Gynecol, 1987, 70: 472-474.

［15］ Hsieh Y Y, Chang C C, Tsai H D, et al. Intramural pregnancy with negative maternal serum beta-hCG. A case report[J]. J Reprod Med，1998，43（5）：468-470.

［16］罗卓琼，周平，高峰，等. 腔内彩色多普勒超声诊断子宫肌壁间妊娠并文献回顾[J]. 南方医科大学学报，2010，30（10）：2343-2346.

［17］Kucera E，Helbich T，Sliutz G，et al. The modern management of interstitial or intramural pregnancy-is MRI and "alloyed" diagnostic gold standard or the real thing?[J]. Fertil Steril，2000，73（5）：1063-1064.

［18］Gondous G，Okaro E A，Lu C，et al. The accuracy of transvaginal ultrasonography for the diagnosis of ectopic pregnancy prior to surgery[J]. Hum Reprod，2005，20（5）：1404-1409.

［19］Ko H S，Lee Y，Lee H J，et al. Sonographic and MR findings in 2 cases of intramural pregnancy treated conservatively[J]. J Clin Ultrasound，2006，34（7）：356-360.

［20］Bouzari Z，Keshani M，Yazdani S，et al. Intramural pregnancy[J]. J Obstet Gynecol，2010，30（2）：195-196.

［21］Caliskan E，Cakiroglu Y，Corakci A. Expectant management of an intramural ectopic pregnancy in a primagravid woman[J]. J Turk Ger Gynecol Assoc，2009，10（4）：234-236.

［22］Cava E F，Russell W M. Intramural pregnancy with uterine rupture：a case report[J]. Am J Obstet Gynecol，1978，131（1）：214-216.

［23］Tucker S W. Laparoscopic management of an intramural pregnancy[J]. Journal of the American Association of Gynecologic Laparoscopists，1995，2（4）：467-470.

［24］Nabeshima H，Nishimoto M，Utsunomiya H，et al. Total Laparoscopic Conservative Surgery foran Intramural Ectopic Pregnancy[J]. Diagn Ther Endosc，2010，2010：4.

［25］Wu P J，Han C M，Wang C J，et al. Early detection and minimally invasive management of intramural pregnancy[J]. J Minim Invasive Gynecol，2013，20（1）：123-126.

第八章
残角子宫妊娠

本章知识

1. 残角子宫妊娠发生罕见，后果严重，易在妊娠中期自发破裂导致致命性腹腔大出血，继而出现失血性休克甚至危及母体生命。

2. 临床上常用超声、MRI等检查方法，必要时进行宫腹腔镜检查以明确诊断并可进行同步治疗。

3. 因破裂前无明确症状，其术前诊断率较低，但随着诊断技术及外科手术抢救水平的提高，患者死亡率从20世纪上半世纪的6%~23%下降至20世纪末的0.5%以下。

4. 一经确诊，通过腹腔镜或开腹手术进行妊娠残角子宫及同侧输卵管的切除为首选治疗方案。

残角子宫妊娠是一种罕见的异位妊娠，是指受精卵在残角子宫内着床、生长发育。残角子宫妊娠发生罕见，但是后果严重，容易在妊娠中期自发性破裂导致致命性腹腔大出血，继而出现失血性休克甚至危及母体生命。

第一节　典型病例

病例1

病　　史　患者27岁，因"停经16周，下腹痛6天，加剧2天"入院。孕3月余外院超声示：宫内妊娠，单活胎。6天前出现下腹痛，外院拟诊先兆流产予保胎治疗。2天前腹痛加剧，外院B超：宫腔内未见孕囊，右附件区异位妊娠约16周，腹腔积液，拟诊"腹腔妊娠"转入我院。

体格检查　血压88/47 mmHg；贫血貌，腹软，压痛。

妇检：子宫稍增大，子宫上方可及包块如孕4个月大小，压痛；腹腔穿刺不凝血3 mL。

辅助检查　B超：子宫右旁探及一胎囊，BPD 35 mm，提示：右侧附件妊娠？残角子宫妊娠？腹腔内妊娠？活胎，盆腹腔积液声像。

入院诊断　腹腔内出血查因：腹腔妊娠待查；残角子宫妊娠待查。

处　　理　急诊开腹探查术：腹腔积血1500 mL，子宫如孕8周大小，子宫左上方见残角子宫如孕15周大小，表面血管怒张、渗血，考虑左侧残角子宫妊娠，行左侧残角子宫+左侧输卵管切除术（图8-1）。

病　　理　残角子宫平滑肌及绒毛组织，见胚胎组织。

出院诊断　左侧残角子宫妊娠。

随　　访　术前血hCG 66 424.55 IU/L，术后血hCG 2 546.66 IU/L。

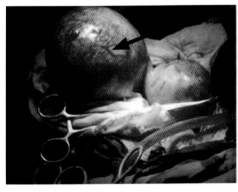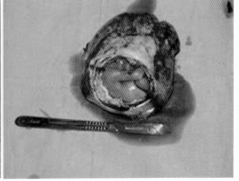

图8-1　开腹探查术中所见（箭头所指为妊娠的残角子宫）

病例2

病　　史　患者25岁，因"停经53天，下腹痛2天，加重2小时"入院。

体格检查　妇检：单宫颈，子宫前位偏右，常大；子宫左侧可及直径约6 cm包块，无压痛。

辅助检查

➤ B超：子宫左旁探及一实性低回声团，大小约57 mm×45 mm×46 mm，内见孕囊，见胎心搏动，考虑左侧残角子宫妊娠，如孕7⁺周大小，右侧单角子宫（图8-2）。

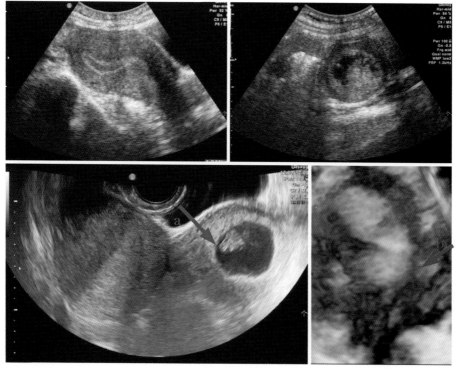

图8-2　B超：左侧残角子宫内孕囊33 mm×20 mm（箭头a），右侧单角子宫宫腔呈柳叶状（箭头b）

> 三维超声可见右侧单角子宫宫腔呈柳叶状。

> 尿hCG阳性。

入院诊断　残角子宫妊娠。

处　理　腹腔镜检查术：见右侧单角子宫，右侧角部见右侧输卵管及卵巢，子宫左侧见一残角子宫，大小约50 mm×60 mm×50 mm，残角子宫左侧见左侧输卵管及卵巢。行左侧残角子宫及左侧输卵管切除术（图8-3）。

病　理　左侧残角子宫内胚胎组织。

出院诊断　左侧残角子宫妊娠。

随　访　术前血hCG 54 525.56 IU/L，术后血hCG 220.21 IU/L。

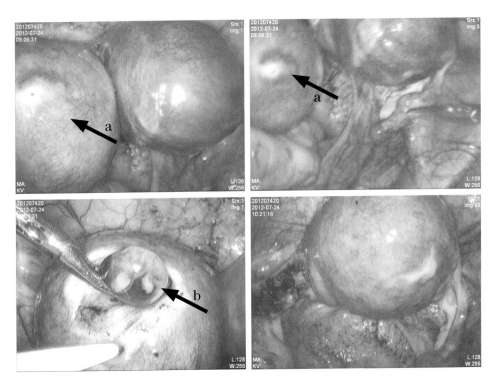

图8-3　腹腔镜于术中所见（a：妊娠的残角子宫；b：胚芽）

病例3

病　　史　　患者20岁，因"停经8周，要求终止妊娠"入院。G1P0。9天前在外院药流失败，1天前外院行人流术，刮出物仍未见胚胎组织，转诊我院。

体格检查　　妇检：阴道少许暗红血；单宫颈，似及2个子宫，左侧增大如孕7周大小。

辅助检查　　超声：双子宫，左侧宫腔妊娠，如孕7⁺周大小，胚胎存活。

入院诊断　　1. 早孕人工流产；2. 双子宫待查。

处　　理

> 宫腔镜检查术：单宫颈，宫腔呈桶状，顶端可见右侧输卵管开口，宫腔内膜苍白，内未见组织物，未见左侧输卵管开口。

> 腹腔镜检查术：见右侧单角子宫，大小约50 mm×40 mm，左侧残角子宫增大，大小约80 mm×70 mm，下端为盲端，与右侧单角子宫不相通，双侧附件外观正常。行左侧残角子宫+左侧输卵管切除术。

病　　理　　残角子宫妊娠，肌层厚15 mm，内见胚胎及胎盘组织。

出院诊断　　左侧残角子宫妊娠。

随　　访　　术前血hCG 62 473.52 IU/L，术后血hCG 1 546.32 IU/L。

病例4

病　　史　　患者20岁，因"停经17周，引产失败后4天，下腹痛6小时"入院。G1P0。患者停经4个月，发现胎死宫内，4天前外院予利凡诺引产失败，6小时前在外院行清宫术，术中患者腹痛明显，无妊娠物清出，转入我院。

体格检查　　体温37.5℃，心率108次/分，血压96/53 mmHg。全腹压痛及反跳痛（＋）；宫底脐下三指，压痛明显；移动性浊音（－）。

辅助检查 超声：子宫大小正常，子宫右上方见一孕囊回声83 mm×77 mm，内见一胎儿头臀径79 mm，孕囊周边见类肌层回声最厚处约5 mm，左侧髂窝见液性暗区52 mm，提示残角子宫合并妊娠。

入院诊断 残角子宫妊娠待查。

处　　理 急诊开腹探查，见腹腔积血200 mL，左侧子宫大小正常，右上方有一残角子宫如孕14周大小，紫蓝色，表面血管怒张渗血，行残角子宫+右侧输卵管切除术。

病　　理 残角子宫平滑肌及绒毛组织，见胚胎。

出院诊断 右侧残角子宫妊娠。

随　　访 术前血hCG 367.74 IU/L，术后血hCG 34.52 IU/L。

病例回顾

病例1：外院误诊先兆流产予安胎治疗，因急腹症转入我院，拟诊腹腔妊娠急诊开腹探查，术中发现残角子宫妊娠，腹腔积血1 500 mL。

病例2：术前超声提示残角子宫妊娠，腹腔镜检查证实并切除残角子宫。

病例3：超声误诊为双子宫，宫腔镜检查发现单宫颈相连单一宫腔，腹腔镜检查明确诊断为残角子宫妊娠。

病例4：外院引产失败后因急腹症转入我院，超声拟诊残角子宫妊娠，急诊开腹探查术，确诊残角子宫妊娠，腹腔积血200 mL。

第二节　诊治要点

1. 发生率

残角子宫畸形为Ⅱ类苗勒管发育异常[1]。首例残角子宫妊娠1669年由Mauriceau等报道，截至1999年，文献报道的病例共有684例[2]，2001～2010年报道的病例共77例[3]，据统计，其发生率为1/150 000~1/76 000[2]。其中只有8%的病例在临床症状出现前诊断，术前诊断率为29%[4]。2009年Nanda等报道了1例单角子宫及残角子宫同时妊娠，最终成功剖宫产双活胎的病例[5]。

2. 病因病理

（1）分类：1988年美国生殖医学会对苗勒管发育异常进行了分类，并沿用至今，单角子宫与残角子宫畸形为Ⅱ类苗勒管异常，又分为4个亚型。Ⅱa为残角子宫有腔，与单角子宫相通；Ⅱb为残角子宫有腔，与单角子宫不相通；Ⅱc为单角子宫与无腔的残角子宫；Ⅱd为单角子宫，无残角子宫。其中Ⅱd型最常见，发生率占35%，Ⅱc型占33%，Ⅱb型占22%，Ⅱa型占10%[1]。残角子宫妊娠一般发生在Ⅱa型和Ⅱb型。

（2）发病机制：Ⅱa型残角子宫与正常子宫腔相通，精子可来自同侧或对侧输卵管。Ⅱb型残角子宫宫腔与正常子宫不相通，其发生妊娠的机制有3种，①精子游走：精子沿对侧输卵管经腹腔游走后与患侧卵巢排出的卵子结合，再通过患侧输卵管进入残角子宫而着床；②受精卵游走：精子与健侧卵巢排出的卵子结合成受精卵后外游经腹腔至患侧输卵管，进入残角子宫而着床；③精子和卵子游走：精子及健侧卵子经腹腔外游至患侧输卵管，进入残角子宫着床[6]。

3. 诊断要点

（1）症状体征：残角子宫妊娠的症状与一般异位妊娠有相似之处，除非破裂出现急剧疼痛，一般腹痛轻或无腹痛，但停经时间较长，多数超过3个月。典型的体征是在正常大小的子宫旁扪及圆形或椭圆形质软的包块。

（2）辅助检查：临床上采用超声、三维超声、MRI等多种检查方法，对于难以辨别的病例，可采用宫腹腔镜联合检查来明确诊断，同时予以治疗。

超声诊断残角子宫妊娠的敏感性仅为26%，随妊娠进展至12周后，其敏感性进一步下降[4]。典型的超声图像为宫腔内无妊娠组织，子宫外侧可见类圆形包块，内见孕囊样回声，包块周围可见到肌层回声，包块与宫颈不相连，部分病灶血流丰富。Tsafrir等提出残角子宫妊娠超声诊断标准为不对称的双角子宫假象，有孕囊的一侧宫角与宫颈管之间缺乏可见的连续性，孕囊被肌层包绕[7]。三维超声在诊断和鉴别先天性子宫异常上有更高的准确率，但在妊娠期，其辨别度明显下降[8]。

虽然有文献显示MRI对残角子宫妊娠的诊断，特别是判断残角子宫与单角子宫间是否相通有更明确的优势，但MRI很难被妊娠妇女广泛接受，特别是那些无明显并发症的妇女。超声仍然是目前使用最普遍且快速的检测手段。

宫腔镜检查也有助于残角子宫妊娠的诊断。腹腔镜对双角子宫妊娠和非交通性残角子宫妊娠难以鉴别。宫腔镜检查发现一个宫颈口，沿着宫颈管未见另一个宫腔的开口，证明为非交通性残角子宫妊娠[9]。

4. 常见误诊

残角子宫妊娠因其病史、体征、血hCG及超声影像检查均无特异性，术前常难以明确诊断。临床上常被误诊为阑尾炎、肠穿孔甚至急性消化性溃疡，而超声常误诊为常见部位的异位妊娠、腹腔妊娠甚至宫内妊娠并发附件包块。

5. 治疗

（1）一旦确诊应及时手术切除妊娠的残角子宫，因为80%～90%的患者最终发生破裂，特别是在孕10～20周[2]。为预防日后精子或孕卵外游引起患侧输卵管妊娠，应同时切除患侧输卵管。切除残角子宫后，应将与残角子宫相连的卵巢及圆韧带固定于正常子宫的同侧宫角处，以防子宫变位扭转。在妊娠晚期，胎儿可能存活者应先行剖宫产，再行残角子宫及患侧输卵管切除术。据统计，不到10%的患者维持至足月，同时胎儿存活率为13%以下[2]。

（2）手术可以经开腹或腹腔镜完成。近年来，随着技术的发展，腹腔镜以其出血少、术后恢复快且微创被广泛应用。越来越多的成功病例报道显示对于3个月内的残角子宫妊娠者，首选腹腔镜手术。术前最好进行影像学检查明确残角子宫与单角子宫的连接方式并排除泌尿系统畸形以减少术中、术后并发症。

（3）肌内注射MTX及胎心注射氯化钾也是供选方案或手术前的辅助治疗，但目前少有文献比较药物治疗及手术治疗的效果和可行性间的差异[10-11]。Lennox等报道一例孕16周残角子宫妊娠，术前MRI明确诊断，经胎心注射氯化钾后，成功地通过腹腔镜手术切除妊娠的残角子宫[12]。

综上所述，残角子宫妊娠因其罕见、缺少典型临床症状及超声敏感性低而容易被误诊，同时因其破裂后可致严重的腹腔内出血而威胁患者生命，但随着人们对其认识的加强及超声、MRI技术的提高，其术前诊断率明显提高，而母体严重并发症甚至死亡的发生率明显下降，通过对该病的系统介绍，让更多的医务工作者深化对残角子宫妊娠的认识，并最终使更多的患者得到准确、及时的诊治。

（王意）

参考文献

［1］ Khati N J，Frazier A A，Brindle K A，et al. The unicornuate uterus and its variants：clinical presentation，imaging findings，and associated complications[J]. J Ultrasound Med，2012，31（2）：319-331.

［2］ Nahum G G. Rudimentary uterine horn pregnancy. The 20th-century worldwide experience of 588 cases[J]. J Reprod Med，2002，47（2）：151-163.

［3］ Sujata S，Mehra R，Pandher D K，et al. Rudimentary horn pregnancy：a 10-year experience and review of literature[J]. Arch Gynecol Obstet，2013，287（4）：687-695.

［4］ Jayasinghe Y，Rane A，Stalewksi H，et al. The presentation and early diagnosis of the rudimentary uterine horn[J]. Obstet Gynecol，2005，105（6）：1456-1467.

［5］ Nanda S，Dahiya K，Sharma N，et al. Successful twin pregnancy in a unicornuate uterus with one fetus in the non-communicating rudimentary horn[J]. Arch Gynecol Obstet，2009，280（6）：993-995.

［6］ 梁海霞，陈必良. 残角子宫妊娠的研究进展[J]. 现代医药卫生，2011，27（18）：2796-2797.

［7］ Tsafrir A. Rudimentary horn pregnancy：first-trimester prerupture sonographic diagnosis and confirmation by magnetic resonance imaging[J]. J Ultrasound Med，2005，24（2）：219-223.

［8］ Siristatidis C，Chrelias C，Kassanos D. Rudimentary-horn pregnancy：some points to review[J]. Arch Gynecol Obstet，2011，283（4）：917-918.

［9］ Van Esch EM，Lashley EE，Berning B，et al. The value of hysteroscopy in the diagnostic approach to a rudimentary horn pregnancy[J]. BMJ Case Rep，2010，2012：1136.

［10］ Cutner A，Saridogan E，Hart R，et al. Laparoscopic management of pregnancies occurring in non-communicating accessory uterine horns[J]. Eur J Obstet Gynecol Reprod Biol，2004，113（1）：106-109.

[11] Dicker D, Nitke S, Shoenfeld A, et al. Laparoscopic management of rudimentary horn pregnancy[J]. Hum Reprod, 1998, 13（9）: 2643-2644.

[12] Lennox G, Pantazi S, Keunen J, et al. Minimally invasive surgical management of a second trimester pregnancy in a rudimentary uterine horn[J]. J Obstet Gynaecol Can, 2013, 35（5）: 468-472.

第九章
▲ 腹腔妊娠

本章知识

1. 腹腔妊娠分原发性及继发性两种类型。

2. 超声、MRI检查是主要诊断方法。

3. 原发性腹腔妊娠诊断标准：① 两侧输卵管和卵巢正常，无近期妊娠的证据；② 无子宫腹膜瘘形成；③ 妊娠只存在于腹腔内，无输卵管妊娠等可能性。

4. 腹腔妊娠一旦确诊需尽快处理：早期腹腔妊娠即行开腹或腹腔镜下妊娠物去除术，术中查找妊娠物，避免遗漏导致持续性异位妊娠；中晚期腹腔妊娠立即开腹取出胎儿，但对胎盘的处理根据具体情况而定。

腹腔妊娠（abdominal pregnancy）指胚胎或胎儿位于输卵管、卵巢、阔韧带以外的腹腔内妊娠[1]。

第一节　典型病例

病例1

病　史　患者27岁，因"停经53天，下腹痛7小时余"入院。G2P0A1（人流1次）。

体格检查　生命体征平稳；右下腹压痛、反跳痛（+）。

妇检：子宫常大，无压痛；左侧附件区未及异常包块，右侧附件区触诊不清，压痛(+)。

辅助检查

> B超：宫腔内未见孕囊，右侧附件区可见一混合性回声团，大小约15 mm×12 mm，盆腔积液69 mm×22 mm（图9-1）。

> 血hCG 3 752.4 IU/L。

入院诊断　异位妊娠待查。

处　　理　腹腔镜检查：子宫正常大小，双侧输卵管及卵巢外观正常，子宫直肠窝见暗红色积血约50 mL。在膀胱区右下方浆膜层表面（即右侧侧脐韧带内下方），可见大小约8 mm×5 mm的绒毛样组织附着，行妊娠物清除术后可见浆膜面有一凹陷缺损，大小约10 mm×10 mm，深约3 mm，并有活动性渗血（图9-2）。

病　　理　绒毛组织及凝血。

出院诊断　腹腔妊娠（腹膜妊娠）。

随　　访　术后2天血hCG下降至223 IU/L，术后10天血hCG下降至17 IU/L。

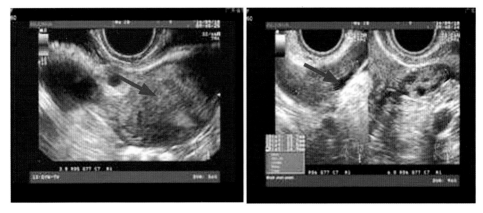

图9-1　B超：左图箭头标记处提示宫腔内未见孕囊，右图箭头标记处提示右侧附件区可见一约15 mm×12 mm混合性回声团，盆腔积液69 mm×22 mm

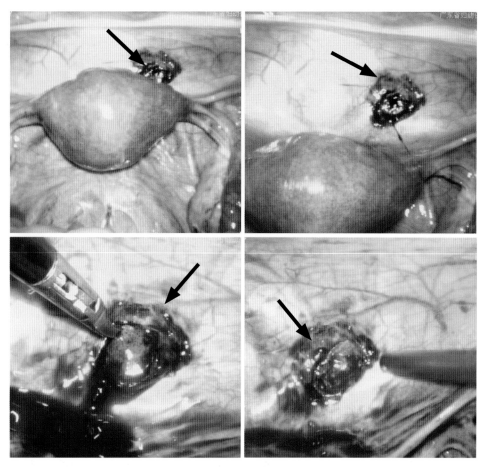

图9-2　腹腔镜手术中所见（箭头标记处为妊娠物）

病例2

病　　史　　患者30岁，因"停经1月余，下腹痛2小时"入院。

G3P1A1（足月顺产1次，人流1次）。

体格检查　　腹肌紧张，下腹压痛、反跳痛（＋）。

妇检：子宫颈举摆痛（＋），子宫常大，压痛明显；双侧

附件均压痛（＋）；后穹隆穿刺抽出不凝血5 mL。

辅助检查

> B超：子宫右上方混合性包块，内见存活胚胎，考虑大网膜妊
> 娠可能。

> 血hCG 16 297.38 IU/L，孕酮 25.4 nmol/L。

入院诊断 腹腔妊娠。

处　　理 开腹探查术：见腹膜呈紫蓝色，腹腔积血约300 mL，子
宫稍增大，子宫上方大网膜覆盖，大网膜上见妊娠囊及
其附属物致密附着，活动性渗血，妊娠囊与右侧输卵管
伞端粘连，分离粘连见伞端附着处活动性渗血，左侧输
卵管及双卵巢外观未见异常（图9-3）。考虑腹腔妊娠
（大网膜妊娠），行大网膜妊娠物清除术+部分大网膜切
除术+右侧输卵管伞端妊娠物清除术。

病　　理 胚胎、绒毛及蜕膜组织，另见脂肪及纤维结缔组织。

出院诊断 继发性腹腔妊娠（大网膜妊娠）。

随　　访 术后2天血hCG下降至3 768 IU/L，术后1周血hCG下降至
345 IU/L，术后2周血hCG下降至28 IU/L。

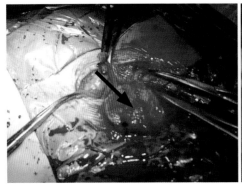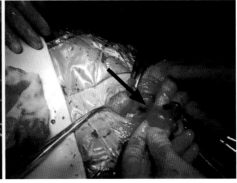

图9-3　开腹手术中所见（箭头处为妊娠物）

病例3

病　　史	患者30岁，因"停经2月余，阴道流血1周"入院。G1P0A0。
体格检查	生命体征平稳。
	妇检：子宫稍大；左侧附件区增厚，有压痛，右侧附件未触及明显异常。
辅助检查	

> B超：宫腔内未见孕囊，子宫左旁混合性包块20 mm×17 mm，其内见无回声区10 mm×9 mm，子宫肌壁内见两个低回声光团，大小分别为12 mm×10 mm、9 mm×8 mm。

> 血hCG 5 187 IU/L，孕酮 5.2 nmol/L。

入院诊断	异位妊娠待查。
处　　理	诊刮术未见绒毛。腹腔镜检查术：子宫体见两个肌性结节突出，大小分别约12 mm×10 mm、9 mm×8 mm，双侧输卵管及卵巢外观正常。左侧宫骶韧带上方见紫蓝色包块，大小约20 mm×10 mm，未见破口。行左侧宫骶韧带妊娠物清除，见绒毛，左侧宫骶韧带孕囊着床处注射MTX 50 mg；同时剔除子宫肌瘤（图9-4）。
病　　理	绒毛组织；子宫平滑肌瘤。
出院诊断	1. 腹腔妊娠（左侧宫骶韧带妊娠）；2. 多发性子宫平滑肌瘤。
随　　访	术后1天血hCG下降至1 686 IU/L，术后1周血hCG下降至385 IU/L，术后2周血hCG降至8 IU/L。

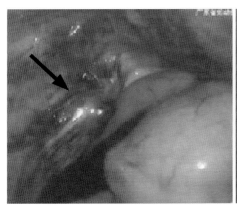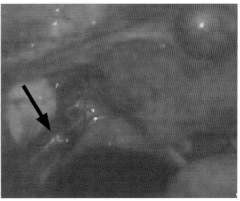

图9-4 腹腔镜手术中所见（箭头处为妊娠物）

病例回顾

病例1：早期原发性腹腔妊娠，腹腔镜术中发现腹腔妊娠，去除妊娠物。

病例2：早期继发性腹腔妊娠，术前已诊断腹腔妊娠，因内出血多，病情急，故行开腹手术，根据术中检查考虑右侧输卵管妊娠流产物脱落至大网膜，予去除妊娠物+大网膜部分切除术。

病例3：早期腹腔妊娠，腹腔镜术中发现腹腔妊娠，去除妊娠物，至于是原发性还是继发性，因患者1周前有腹痛、阴道流血史，不排除继发腹腔妊娠。

第二节　疾病特点

1. 发生率

腹腔妊娠发生率约为1/15 000[1]。国外报道腹腔妊娠占所有异位妊娠的1%～1.4%[2]。按Studdiford标准[3]，腹腔妊娠分为原发性腹腔妊娠和继发性腹腔妊娠。原发性腹腔妊娠少见，临床上多为继发性腹腔妊娠。

2. 病因

原发性腹腔妊娠是指受精卵直接着床于腹膜、肠系膜、大网膜等处并生长发育，原因可能为腹膜等处存在子宫内膜异位灶；继发性腹腔妊娠多继发于输卵管妊娠破裂或流产后，胚胎被排入腹腔内继续生长，少数继发于卵巢妊娠或宫内妊娠子宫破裂后（子宫存在缺陷，如子宫瘢痕裂开或子宫腹膜瘘），妊娠产物落入腹腔内继续发育。

与腹腔妊娠发生相关的高危因素主要有既往异位妊娠史、盆腔炎性疾病、子宫内膜异位症、既往盆腔手术史、宫内节育环及不孕史等[4]，然而约1/3腹腔妊娠患者无明显高危因素。随着辅助生殖技术飞速发展，异位妊娠发病率呈上升趋势，腹腔妊娠的发病率也随之上升[5]。

3. 诊断要点

（1）早期腹腔妊娠有停经、腹痛及阴道流血等类似输卵管妊娠流产或破裂的症状；晚期腹腔妊娠除上述症状外，腹部逐渐增大，胎动时常感腹痛，并且伴随着胎儿长大，症状逐渐加重。

（2）早期腹腔妊娠妇检可见子宫颈着色、抬举痛，子宫较孕周小等类似输卵管妊娠流产或破裂的体征；晚期腹腔妊娠腹部检查发现子宫轮廓不清，但胎儿胎体极易扪及，胎位异常，胎心清晰，胎盘杂音响亮，近预产期可有阵缩样假分娩发动，但宫颈不扩张，盆腔检查发现宫颈位置上移，子宫比妊娠月份小并偏于一侧，胎儿位于另一侧。

（3）如胎儿死亡，妊娠征象可消失，可有月经来潮，粘连的脏器和大网膜包裹胎儿，胎儿逐渐缩小成为干尸或石胎，如继发感染形成脓肿，可向母体肠管、阴道、膀胱或腹壁穿通，排出胎儿骨骼。

（4）超声对腹腔妊娠的诊断有重要意义，能清晰显示子宫大小及宫外妊娠囊、胎儿、胎盘结构及其与相邻脏器的关系。超声探查子宫的位置是诊断腹腔妊娠的关键，其声像图表现：子宫不在正常解剖位置，宫腔内仅见增厚的蜕膜，宫外可探及胎儿回声；胎儿与胎盘周围无子宫肌壁包绕；胎盘母体面的基底层界限及轮廓不清，其后方找不到正常子宫肌层。

（5）其他辅助检查。腹部X线摄片胎儿位置较高，胎体贴近母体腹壁，肢体伸展，有时可见钙化石胎，侧位片见胎儿骨骼与母体脊柱重叠。 MRI也是较好的诊断工具。

Studdiford[3]定义的原发性腹腔妊娠诊断标准如下：①双侧输卵管和卵巢正常，无近期妊娠的证据；②无子宫腹膜瘘形成；③妊娠只存在于腹腔内，无输卵管妊娠等可能性。如术中观察到盆腔脏器有破口可确诊为继发性腹腔妊娠，若术中未找到破口，但早孕期有腹痛或人工流产术或药物流产术失败，均应怀疑有继发性腹腔妊娠可能，疼痛可能与输卵管妊娠流产或破裂有关，而药物流产术也可导致输卵管妊娠孕囊脱落至腹腔内继续生长。

Gerli等[6]提出经阴道超声诊断腹腔妊娠标准：①子宫腔内未见妊娠囊；②没有明显的输卵管膨大以及附件肿块；③妊娠囊被肠管包绕或者被腹膜分开；④有较大的移动度，类似于妊娠囊的压力波动，尤其是阴道B超探头朝向膀胱子宫陷凹处时的压力特别明显。但因B超无法显示异位妊娠病灶与周围组织的关系，难以诊断，本文3个病例均为早期腹腔妊娠，仅1例在术前B超检查提示腹腔妊娠，其余2例均为术中探查才明确异位妊娠部位。而MRI其对于软组织显示较清，对于术前判断异位妊娠部位、与周围组织关系、盆腹腔粘连情况均有较大帮助。通过MRI检查，临床医师可以预先制订手术路径和手术方案，做到不同病例的个体化治疗[7]。对于罕见病例如宫内妊娠伴腹腔妊娠，通过MRI也可及早诊断[8]。血hCG对腹腔妊娠的诊断价值不大，一般将其作为治疗后随访的观察指标[9]。

4. 常见误诊

腹腔妊娠无特异性临床表现，早期诊断很困难，常因流产而致腹腔内出血行手术治疗发现并确诊；中晚期常被误诊为宫内妊娠，往往被忽视而出现致命性大出血或母体脏器破裂。

5. 疾病转归

腹腔妊娠常常到孕龄较大时才发现，可导致严重腹腔内出血，母体死亡率约为5%，胎儿存活率仅为1%[1]。早期腹腔妊娠可导致腹腔大出血、休克等后果，与一般异位妊娠相似，但术中常未能找到异位妊娠病灶，导致妊娠囊继续发育而二次手术，尤其是腹腔镜手术[10]。晚期腹腔妊娠除大出血外还可引起弥漫性血管内凝血、肠梗阻和瘘形成。胎儿死亡后停留在腹腔内可发生干尸化，钙化形成石胎，若继发感染可形成脓肿。足月存活儿因羊水少可有畸形，总而言之，妊娠时间越长，并发症越多。目前因B超诊断水平提高，结合血hCG能早期诊断异位妊娠，晚期腹腔妊娠的发病率降低。

6. 治疗

根据疾病分期，即早期或中晚期两个阶段相应处理，均采取手术治疗。对早期腹腔妊娠应局部清除妊娠灶，因妊娠组织小，胎盘未形成，附着部位不易出血，处理方法一般是行妊娠物切除术，可开腹或腹腔镜下进行，如不能彻底切除则术后给予MTX治疗。对于中、晚期病例胎盘的处理应慎重，一旦确诊，应尽快开腹取出胎儿。根据实际情况处理胎盘，如操作不当会引起腹腔大出血。对于附着于子宫、输卵管、阔韧带或大网膜者可将胎盘连同附着器官一并切除，一般不做胎盘部分切除术。如胎盘附着部位与脏器粘连紧密，估计强行剥离可引起大出血，或胎盘附着于腹膜或肠系膜等处，胎儿存活或死亡不久（不足4周），则不宜触动胎盘，可在靠近胎盘处结扎胎儿脐带，取出胎儿，胎盘滞留腹腔，一般半年内胎盘可自行吸收，也有在2~3个月后再开腹取出，或术后加用MTX促进胎盘吸收。单独应用MTX等药物治疗，多数学者均不主张，MTX 更多地被用于处理中、晚期腹腔妊娠残余胎盘[11]。也有学者提出经B超引导下在腹腔异位妊娠囊内注射氯化物[12]，也许能减少治疗时间及降低手术风险。

对于无法控制的腹腔出血，介入治疗（选择性动脉栓塞术）可减少术中出血[13]。除做好输血准备外，术后应用抗生素预防感染治疗。

本文3例中仅1例因腹腔内出血多，病情急行急诊开腹探查外，其余2例均为腹腔镜下完成，且预后好，术中应仔细检查，以免遗漏导致不良后果。腹腔镜术中除仔细探查盆腔，包括双侧输卵管、卵巢、子宫直肠窝、子宫表面及双侧阔韧带外，还应探查大网膜、阑尾、肠管等部分。

7. 随访

早期腹腔妊娠术后需定期随访复查血hCG，直至正常。因腹腔妊娠术中常未能找到异位妊娠病灶或遗漏部分妊娠物，导致持续性异位妊娠。中、晚期腹腔妊娠将胎盘留于腹腔者，术后应定期超声检查及复查血hCG以了解胎盘退化吸收程度，必要时行MRI检查。

（和秀魁）

参考文献

［1］ 谢幸，苟文丽. 妇产科学[M]. 8版. 北京：人民卫生出版社，2013：57.

［2］ Posadzka E，Jach R，Pityński K，et al. The early abdominal pregnancy-case review[J]. Przeglad Lekarski，2014，71（6）：359-360.

［3］ Studdiford W E. Primary peritoneal pregnancy[J]. Am J Obstet Gynecol，1942，44：487-491.

［4］ Bekima E，Mathias，Overton. Diagnosis and treatment of ectopic pregnancy[J]. Practitioner，2013，257（1759）：15-17.

［5］ Tripathi J B，Patel B S，Rawal S A，et al. Undiagnosed case of term heterotopic pregnancy with ectopic obdominal pregnancy[J]. J Indian Med Assoc，2011，109（10）：764-765.

［6］ Gerli S，Rossetti D，Baiocchi G，et al. Early ultrasonographic diagnosis and laparoscopic treatment of abdominal pregnancy[J]. Eur J Obstet Gynecol Reprod Biol，2004，113（1）：103-106.

［7］ Vartan M，Lee J H E. MR imaging and MR angiography of an abdominal pregnancy with placental infarction[J]. AJR，2001，177：1305-1306.

［8］ Huang K，Song L，Wang L，et al. Advanced abdominal pregnancy：an increasingly challenging clinical concern for obstetricians[J]. International Journal of Clinical and Experimental Pathology. 2014，7（9）：5461-5472.

［9］ Tanase Y，Yoshida S，Furukawa N，et al. Successful laparoscopic management of a primary omental pregnancy：case report and review of literature[J]. Asian J Endosc Surg，2013（6）：327-329.

［10］ Hong J H，Shin J H，Song K J，et al. Laparoscopic management of primary omental pregnancy[J] J Minim Invasive Gynecol，2008，15（5）：640-641.

［11］ Oki T，Baba Y，Yoshinaga M，et al. Super-selective arterial embolization for uncontrolled bleeding in abdominal pregnancy[J]. Obstet Gynecol，2008，112（2 Pt2）：427-429.

［12］ Yeh J，Azia N，Chueh J. Nonsurgical management of heterotopic abdominal pregnancy[J]. Am College Obstet Gynecol，2013，121（2）：489-495.

［13］ Rae V R，Jan E D，Yee L，et al. Advanced abdominal pregnancy：still an occurrence in modern medicine[J]. Aust N Z J Obstet Gynaecol，2005，45（6）：518-521.

第十章
陈旧性异位妊娠

本章知识

1. 陈旧性异位妊娠是异位妊娠的慢性发展过程，有时合并盆腔感染和破裂大出血等急性过程。

2. 易误诊为盆腔炎性包块、卵巢良（恶）性肿瘤、妊娠滋养细胞疾病等，可通过血hCG、三维超声检查、MRI及腹腔镜检查等鉴别诊断。

陈旧性异位妊娠（old ectopic pregnancy）是指输卵管妊娠流产或破裂，长期反复出血形成的盆腔血肿不消散，血肿机化变硬并与周围组织粘连。

第一节　典型病例

病例1

病　　史　患者28岁，因"停经83天，反复阴道流血43天，腹痛4小时"入院。G4P1A2（足月顺产1次，人流1次，自然流产1次），于停经56天和70天分别肌内注射MTX 50 mg保守治疗，血hCG下降良好，但在停经83天时突然出现下腹痛，伴发热，最高体温39.9℃。

体格检查　体温39.9℃，腹肌紧张，下腹部压痛（＋）、反跳痛（＋）。妇检：宫颈举痛（＋），摇摆痛（＋）；子宫压痛（＋）；左侧附件区可扪及直径约7cm包块，压痛(+)。

辅助检查

> B超：子宫左旁混合性包块7.2 cm×5.1 cm，盆腔积液声像2.2 cm×3.4 cm（图10-1）。

> 血hCG 1.2 IU/L，孕酮 0.9 nmol/L。

> 血常规：白细胞$18.1×10^9$/L，中性粒细胞$15.8×10^9$/L，中性粒细胞百分比87.2 %。

> C-反应蛋白107.66 mg/L。

入院诊断　异位妊娠破裂出血待查。

处　　理

> 后穹隆穿刺抽出淡红色脓液6 mL，考虑盆腔脓肿可能性大。抗炎治疗3天仍发热。

> 后穹隆切开排脓，引流3天，继续予加强抗感染治疗。

出院诊断　1．陈旧性异位妊娠；2．盆腔脓肿。

随　　访　出院后12天复查B超，盆腔包块完全消失（图10-2）。

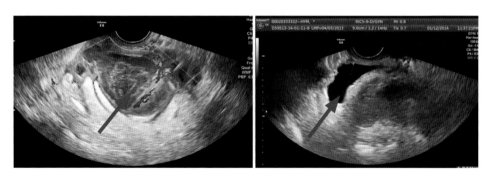

图10-1　B超：子宫左旁混合性包块7.2 cm×5.1 cm，盆腔积液声像2.2 cm×3.4 cm

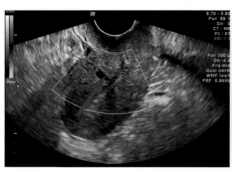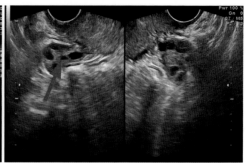

图10-2　B超：盆腔包块消失

病例2

病　　史　患者33岁，因"发现盆腔肿物1月余"入院。G8P2A5（足
　　　　　　月顺产2次，人流5次，异位妊娠1次）。3月余前在外院
　　　　　　因异位妊娠行药物保守治疗，治疗后血hCG下降至正常，
　　　　　　恢复正常月经。

体格检查　左侧附件区可扪及直径约5 cm包块，囊性，活动度稍
　　　　　　差，无压痛。

辅助检查

　➤ B超：子宫左旁囊性包块4.4 cm×3.4 cm，边界清，内透声佳，
　　　周边可见卵巢组织回声，其旁另见一混合性包块，大小2.5 cm
　　　×2.4 cm，与囊性包块分界不清（图10-3）。

　➤ AFP、CEA、CA125、CA153正常。血hCG 1.2 IU/L。

入院诊断　盆腔肿物性质待查；左侧卵巢囊肿待查。

处　　理　腹腔镜检查术：左侧输卵管、卵巢与盆壁、左侧骶韧带
　　　　　　粘连并包裹，形成大小约5 cm×5 cm包块，分离黏连物，
　　　　　　见暗红色积液流出，左侧骶韧带上附着一大小约3 cm×
　　　　　　2 cm妊娠病灶，行陈旧性异位妊娠病灶清除+盆腔包裹性

积液清除（图10-4）。

病　　理　凝血块及纤维结缔组织中见含铁血黄素沉着及炎细胞浸
　　　　　润。

出院诊断　1. 陈旧性异位妊娠；2. 盆腔包裹性积液。

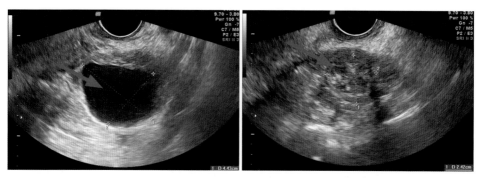

图10-3　B超：子宫左旁囊性包块4.4 cm×3.4 cm，其旁另见一混合性包块，大小
2.5 cm×2.4 cm

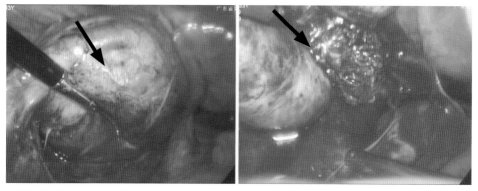

图10-4　腹腔镜手术中所见：左侧输卵管、卵巢与盆壁、左侧骶韧带粘连并包
裹，形成大小约5 cm×5 cm包块

病例3

病　　史　患者31岁，因"停经77天，阴道流血1个月，下腹痛半
　　　　　个月"入院。G1P0A0。

体格检查　腹肌紧张，下腹压痛（＋），反跳痛（＋）。

妇检：宫颈举痛（＋），摇摆痛（＋）；后穹隆穿刺抽出不凝血6 mL；子宫大小正常，压痛（＋）；双侧附件区触诊不清，压痛（+），右侧为甚。

辅助检查

> B超：子宫内膜厚2.2 cm，子宫右后方混合性包块7.8 cm×5.2 cm（图10-5），子宫直肠窝积液声像7.5 cm×3.3 cm。

> 血hCG 29 496 IU/L，孕酮 22.1 nmol/L。

> CA125 58.5 U/mL。

入院诊断　异位妊娠破裂出血。

处　理

> 诊刮术：吸出蜕膜样组织物约15 g，病理检查未见绒毛。

> 腹腔镜检查：右侧输卵管壶腹部至伞部膨大肿胀约8 cm×6 cm×5 cm，表面呈紫蓝色，伞端失去正常结构，与子宫后壁、直肠前壁致密粘连；卵巢被同侧输卵管及盆壁包裹未能显露。切除右侧输卵管，内见绒毛、蜕膜组织及血块（图10-6）。

病　理　右侧输卵管妊娠。

出院诊断　陈旧性异位妊娠。

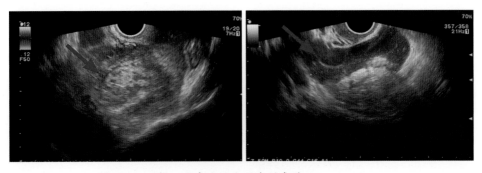

图10-5　B超：子宫右后方混合性包块7.8 cm×5.2 cm

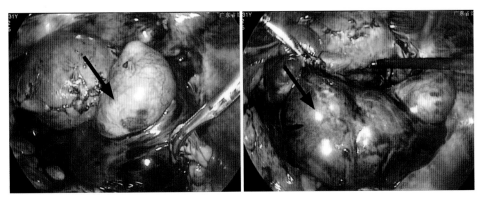

图10-6 腹腔镜手术中所见（箭头所指即右侧输卵管壶腹部至伞部紫蓝色包块）

病例回顾

病例1：陈旧性异位妊娠病情迁延，合并盆腔脓肿，可经后穹隆切开引流及加强抗感染治疗。

病例2：陈旧性异位妊娠所致盆腔包块易误诊为卵巢囊肿，超声检查不一定能很好鉴别，腹腔镜检查可以明确诊断。

病例3：陈旧性异位妊娠在停经1个月左右出现阴道出血，会误认为是月经来潮而延误诊治，可能突发破裂大出血，需引起注意。

第二节 诊治要点

1. 发生率

陈旧性异位妊娠也称慢性异位妊娠，其发病率未见详细统计资料。因其症状不典型、辅助检查缺少特异表现，临床误诊率高达

$35.9\% \sim 67.9\%$[1]。

2. 病因

输卵管妊娠流产或破裂后反复少量出血，血液渗入输卵管壁，呈慢性扩张，盆腔血肿不消散，形成陈旧性异位妊娠[2-3]。

3. 诊断要点

（1）停经后不规则阴道出血。

（2）腹痛：停经后反复下腹痛，有时为突发性剧烈下腹痛后自行缓解。腹痛可能由于异位妊娠病灶反复少量出血引起，也可能由于合并感染引起。

（3）盆腔包块：可扪及不规则囊实性包块，活动欠佳，有或无压痛。彩色多普勒检查是较有效的检查手段之一，必要时可行核磁共振检查。陈旧性宫外孕附件区超声图像主要表现为：混合性包块型，包块与子宫界限不清，内部回声不均，夹杂低回声和无回声区[4]。

（4）尿妊娠试验可由阳性转为可疑阳性或阴性，血hCG可以较低或正常。

4. 常见误诊

由于缺乏典型的症状、体征和有效的检查方法，陈旧性异位妊娠容易误诊[5]。常见误诊为：

（1）阴道流血误认为月经来潮。陈旧性异位妊娠可有反复少量不规则阴道流血，少数病人出血较多，量如月经，或多于正常月经量，误认为月经来潮。停经史不明确，容易被轻率地排除异位妊娠，造成误诊。

（2）盆腔包块误诊为卵巢良恶性肿瘤，特别是畸胎瘤。陈旧性异位妊娠病程长短不一，盆腔包块的特点也不同。异位妊娠病灶反复出血形成盆腔血肿机化变硬，并与周围组织粘连形成包块，容易误诊为良性或恶性卵巢肿瘤及盆腔炎性包块[6]。如与子宫关系密切，易误诊为子宫肌瘤。但可以通过肿瘤标志物检测、腹腔镜检查及病理活检等进行鉴别。

（3）腹痛伴发热易误诊为盆腔炎性疾病。可通过检查血常规、C-反应蛋白、细菌培养、腹腔镜检查等进行鉴别[7]。

（4）血hCG下降不良易误诊为妊娠滋养细胞疾病。可通过详细了解病史、动态监测血hCG等进行鉴别[8]。

5. 治疗

（1）药物治疗：如患者病情平稳，无腹痛、血hCG值正常或较低、无合并感染者可以考虑药物治疗，加用活血化瘀中药治疗，盆腔包块可完全吸收。若吸收不完全，出现盆腔粘连、输卵管阻塞、输卵管积水等，引起继发性不孕，需进行腹腔镜检查进一步治疗。机化性包块也可能存在多年，甚至钙化形成石胎。

（2）手术治疗：腹腔镜检查或开腹探查，了解盆腔包块性质，分离粘连，恢复器官的正常解剖位置，清除机化的妊娠物或血块组织。若破裂出血，需急诊手术治疗。陈旧性异位妊娠组织物侵犯盆腔组织、血管，手术中容易引起大出血或肠管、膀胱等损伤。如合并盆腔脓肿形成，可经后穹隆穿刺抽出脓液或切开引流，并加强抗感染治疗。

6. 随访

每周复查血hCG一次，直至血hCG正常为止。2～4周复查B超，了解盆腔包块情况。

（黄晓晖）

参考文献

［1］ 陈文云. 128 例异位妊娠误诊原因分析[J]. 现代中西医结合杂志，2004，13（19）：2650 –2651.

［2］ Jonathan S Berek. Berek & Novak妇科学[M]. 郎景和，向阳，译. 14版. 北京：人民卫生出版社，2008：395.

［3］ 谢幸，荀文丽. 妇产科学[M]. 8版. 北京：人民卫生出版社，2013：53.

［4］ 薛勤，邹大中，张炽敏，等. 252例异位妊娠经阴道彩色多普勒超声定位诊断分析[J]. 中国医学影像学杂志，2010，18（6）：565–568.

［5］ 李倩，效小莉. 陈旧性异位妊娠误诊3例[J/OL]. 中华妇幼临床医学杂志（电子版），2011（3）：228［2011–08–26］. http:/cjogp.paperopen.com/oa/DArticle.aspx?type=view&id=201103025.

［6］ 甘望农，蔡惠兰. 陈旧性宫外孕误诊33例临床分析[J]. 咸宁学院学报（医学版），2012（1）：48–49.

［7］ Jiang J，Xiao S，Xue M . Old ectopic pregnancy manifested as a painless huge pelvic mass and misdiagnosed by imaging examination：a case report[J]. J South Med Univ，2013，33（3）：462.

［8］ 李文霞. 陈旧性异位妊娠致腹腔巨大包块误诊为卵巢绒癌1例[J]. 实用妇产科杂志，2011（7）：555.

第十一章
不明部位妊娠

> **本章知识**
>
> 　1. 不明部位妊娠为妊娠试验阳性，宫内、宫外均未见孕囊的一种妊娠状态。
>
> 　2. 不明部位妊娠临床结局可能发展为宫内妊娠、异位妊娠、流产型不明部位妊娠或持续性不明部位妊娠。
>
> 　3. 血孕酮、48小时hCG比率（hCG_{48}/hCG_0）为目前临床预测其妊娠结局的主要方法。

　　不明部位妊娠（pregnancy of unknown location, PUL），指停经妇女妊娠试验阳性，经阴道超声宫内、宫外均未发现孕囊的一种妊娠状态。

　　患者多因早孕期间腹痛、阴道流血或自测尿妊娠试验阳性要求超声检查就诊，临床诊断不明部位妊娠，追踪PUL患者临床结局可能发展为：宫内妊娠、异位妊娠、流产型不明部位妊娠或持续性不明部位妊娠。

第一节　典型病例

病例1

病　　史　患者28岁，因"停经35天，少许阴道流血1天"入院。G3P0A2（人流2次）。

体格检查　妇检：阴道少量血迹，宫颈光滑。

辅助检查

　　➤ B超：子宫内膜厚10 mm，宫腔未见孕囊声像，双侧附件区未见包块声像。

➤ 血hCG 2 513 IU/L，孕酮 65 nmol/L。

入院诊断 不明部位妊娠

处 理

➤ 48小时复查血hCG 5 508 IU/L，孕酮 60 nmol/L，血hCG比率（hCG_{48}/hCG_0）2.19。

➤ 1周后复查B超：宫内妊娠活胎6周。

出院诊断 宫内早孕。

随 访 足月（孕38^{+2}周）顺产一活胎。

病例2

病 史 患者33岁，因"停经33天，下腹痛1天"入院。G4P0A3（人流2次，自然流产1次）。

体格检查 阴道无血迹，宫颈光滑。

辅助检查

➤ B超：子宫内膜厚9mm，宫腔未见孕囊声像，双侧附件区未见包块声像。

➤ 血hCG 875 IU/L，孕酮 32 nmol/L。

入院诊断 不明部位妊娠

处 理

➤ 48小时复查血hCG 726 IU/L，孕酮 28 nmol/L，hCG比率（hCG_{48}/hCG_0）0.83。

➤ 1周后复查B超：宫腔内未见孕囊，子宫左旁混合回声包块声像（15 mm×20 mm）。

出院诊断 异位妊娠。

随　访　腹腔镜探查：左侧输卵管壶腹部妊娠。

病例3

病　史　患者35岁，因"停经40天，少许阴道流血3天"入院。
　　　　　G3P1A1（足月顺产1次，人流1次）。

体格检查　阴道少量血迹，宫颈光滑。

辅助检查

➤ B超：子宫内膜厚7 mm，宫腔未见孕囊声像，双侧附件区未见包块声像。

➤ 血hCG 981 IU/L，孕酮 15 nmol/L。

入院诊断　不明部位妊娠。

处　理

➤ 48小时复查血hCG 442 IU/L，孕酮 12 nmol/L，血hCG比率（hCG_{48}/hCG_0）0.45。

➤ 1周后复查血hCG 53 IU/L，2周后复查血hCG＜1.2 IU/L。

➤ 2周后复查B超：子宫大小正常，内膜厚5 mm，肌层回声均匀，双侧附件区未见包块声像。

出院诊断　流产型不明部位妊娠。

随　访　月经规律，1年后足月顺产一胎。

第二节　诊治要点

1. 发生率

8%~31%女性在早孕期间诊断为不明部位妊娠[1]。

2. PUL妊娠结局

PUL患者多因早孕期间腹痛、阴道流血或自测尿妊娠试验阳性要求超声检查就诊，临床诊断不明部位妊娠（强调目前妊娠状态），继续跟踪PUL患者临床结局可能发展为宫内妊娠、异位妊娠、流产型不明部位妊娠或持续性不明部位妊娠[2-3]。

流产型不明部位妊娠指PUL患者在无手术或药物干预情况下，血hCG水平自然下降至阴性，其妊娠形式可能为流产型宫内妊娠或流产型异位妊娠，最终无法明确妊娠位置，临床上习惯称之为"生化妊娠"，其发生率占PUL患者的50%~70%[4]。

持续性不明部位妊娠指PUL患者的血hCG轻微升高或处于平台期，需要药物治疗或手术处理才可降至正常水平，最终无法明确妊娠位置。

3. PUL临床诊治现状

部分医院仍未引进不明部位妊娠ICD编码，临床诊断为"妊娠状态""异位妊娠待查"等，治疗方面多采用随诊观察，监测血hCG、孕酮及超声，监测周期及频率尚未统一。

对于PUL患者及时规范临床处理有重要意义，原因有：①如PUL发展为异位妊娠，延误诊断可能出现异位妊娠破裂等严重后果，使得异位妊娠药物保守治疗成功率下降，需要更多手术干预[5]；②对于本身有生存潜力的胚胎给予反复超声检查及过度安胎治疗，造成医疗资源浪费。

4. 预测PUL结局

（1）宫内妊娠及异位妊娠超声表现：一般来说，当血hCG＞1 500 IU/L时，经阴道超声可以看到妊娠囊。如选择经腹部超声，血hCG＞6 500 IU/L时即可看到妊娠囊。

（2）预测PUL结局方法：

①单次血hCG水平测定。单次血清hCG预测PUL结局价值有限，研

表11-1 相应孕周宫内妊娠超声下表现

妊娠时间/周	宫内妊娠超声下表现
4.5~5	妊娠囊
5	卵黄囊
5.5~6	胎心

表11-2 异位妊娠超声下表现及所占比例

异位妊娠超声下表现	比例/%
假妊娠囊	20
盆腔积液	56
附件区混合性包块	60
妊娠囊、胚芽、胎心	20

究显示单次血hCG对于异位妊娠诊断敏感性为11%~90%，特异性为16%~98%[1]，多数异位妊娠患者血hCG水平较低[6]。

②血hCG比率。血hCG比率指48小时血hCG变化水平（hCG_{48}/hCG_0）。Bignardi等研究发现血hCG比率与PUL结局分布规律：a. 血hCG比率≤0.87，89.3%的PUL患者最终诊断为异位妊娠；b. 0.87＜血hCG比率＜1.66，69.9%的PUL患者最终诊断为异位妊娠；c. 1.66＜血hCG比率＜2，56%患者最终诊断为宫内妊娠（其中39.7%发展为稽留流产，16.3%发展为宫内活胎）；d. 血hCG比率≥2时，77.2%的PUL患者最终诊断为宫内活胎，8.2%的PUL患者最终诊断为异位妊娠。

血hCG比率在有活力宫内妊娠的敏感性高于无活力宫内妊娠[7]。血hCG比率对异位妊娠诊断敏感性为85%~100%，特异性为28%~79%。目前对于PUL患者，应用血hCG比率判断异位妊娠为目前最佳选择。

③血孕酮。在PUL患者当中，初诊血孕酮水平可评估早孕并发症风险，指导PUL患者随访。a. 孕酮≤10 nmol/L，不建议常规随访[8]；b. 孕酮＜20 nmol/L，高度提示早孕流产可能（不提示妊娠位置）；c. 孕酮＞60 nmol/L，提示活胎妊娠（不提示妊娠位置）。

高水平血孕酮值在宫内妊娠及异位妊娠中均可见，提示黄体及滋养细胞功能良好。

④ 其他。监测子宫内膜厚度、子宫内膜活检、抑制素-A也具有一定预测价值。

5. PUL临床处理

目前尚无PUL患者标准化临床处理流程，其处理原则为尽量早期诊断异位妊娠，避免误诊；早期识别有活性宫内妊娠，避免医源性人工流产。血hCG及孕酮水平为可信且有效的预测方法，具有较高成功率。

（1）根据相关研究报道，推荐以下处理流程（图11-1）：

①孕酮＜20 nmol/L，血hCG＞25 IU/L，可能为流产型PUL，7天后复查B超及血hCG。

②20 nmol/L＜孕酮＜60 nmol/L，25 IU/L＜血hCG＜1 000 IU/L，有较大可能为异位妊娠，48小时后复测血hCG。

③孕酮＞60 nmol/L，血hCG＜1 000 IU/L，可能为正常宫内妊娠，当血hCG＞1500 IU/L时复查B超（经阴道）。

④20 nmol/L＜孕酮＜60 nmol/L，血hCG＞1 000 IU/L，可能诊断为异位妊娠，应及时复查B超，48小时后复测血hCG，必要时进行腹腔镜检查[9]。

（2）无论妊娠囊位于宫内或宫外，多数PUL患者会出现自发性流产。因此，对于PUL患者处理要点在于识别高危人群[8]，推荐以下两种方法：

①间隔48小时监测血hCG，根据血hCG水平行相应处理。

②患者首诊时监测血孕酮水平，40%PUL患者首诊后不用继续随访，该方案可明显减少随访血检次数[8]。

外科干预PUL患者以明确最终诊断，常见方法为刮宫术和诊断性腹腔镜手术，这两种方法均不能作为PUL常规处理流程[6]。

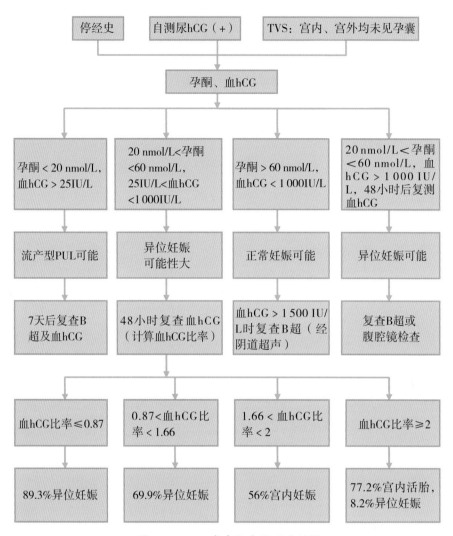

图11-1　PUL患者临床处理流程图

（李海萍）

参考文献

[1] Van Mello NM，Mol F，Opmeer BC，et al. Diagnostic value of serum hCG on the outcome of pregnancy of unknown location：a systematic review and meta-analysis[J]. Hum Reprod Update，2012，18（6）：603–617.

[2] Barnhart K，Van Mello NM，Bourne T，et al. Pregnancy of unknown location：a consensus statement of nomenclature，definitions，and outcome[J]. Fertil Steril，2011，95：857–866.

[3] Barnhart KT. Clinical practice. Ectopic pregnancy[J]. N Engl J Med，2009，361（4）：379–387.

[4] Majeed H，Højgaard A，Johannesen P，et al. Predictive value of serum human chorionic gonadotropin ratio，progesterone and inhibin A for expectant management of early pregnancies of unknown location[J]. Eur J Obstet Gynecol Reprod Biol，2012，165（1）：66–69.

[5] Hajenius PJ，Mol F，Mol BW，et al. Interventions for tubal ectopic pregnancy[J]. Cochrane Database Syst Rev，2007，24（1）：CD000324.

[6] Kirk E，Condous G，Bourne T. Pregnancies of unknown location[J]. Best Pract Res Clin Obstet Gynaecol，2009，23（4）：493–499.

[7] Bignardi T，Condous G，Alhamdan D，et al. The hCG ratio can predict the ultimate viability of the intrauterine pregnancies of uncertain viability in the pregnancy of unknown location population[J]. Hum Reprod，2008，23（9）：1964–1967.

[8] Cordina M，Schramm-Gajraj K，Ross JA，et al. Introduction of a single visit protoco lin the management of selected patients with pregnancy of unknown location：a prospective study[J]. BJOG，2011，118（6）：693–697.

[9] Chetty M，Sawyer E，Dew T，et al. The use of novel biochemical markers in predicting spontaneously resolving 'pregnancies of unknown location' [J]. Hum Reprod，2011，26（6）：1318–1323.

第十二章
复合妊娠

本章知识

1. 复合妊娠发生率低，易漏诊、误诊。

2. 警惕宫内外复合妊娠的发生，不能因超声发现宫内妊娠的存在而漏诊异位妊娠。

3. 处理宫内外复合妊娠时，应注意减少对宫内妊娠的刺激。

4. 宫内合并宫角或输卵管间质部妊娠时，可根据病情选择保守治疗或手术治疗。

5. 偶有发生3个及以上部位的妊娠。

复合妊娠（heterotopic pregnancy），指同时发生在2个或以上种植部位的妊娠，包括宫内合并宫外妊娠、双侧输卵管同时妊娠、输卵管合并卵巢妊娠等[1]。由于辅助生殖技术的广泛应用，估计复合妊娠的发生率高达1/100~1/500，其中宫内外复合妊娠最常见，而其他形式复合妊娠的文献报道较少。

第一节　宫内外复合妊娠

一、病例介绍

病例1

辅助生育后宫内外复合妊娠

病　　史　患者24岁，"IVF-ET术后50天，阴道流血1个月，下腹痛1周"入院。G1P0，因男方因素行宫腔移植2个胚胎。

体格检查　心率110次/分，血压100/58 mmHg；急病病容，蜷曲体位，腹软，有压痛，无反跳痛。

妇检：阴道少许血迹，宫口见一小凝血块堵塞，未行双合诊。

辅助检查　超声：宫内妊娠单胎，胚胎存活，右侧附件包块（86 mm×64 mm），腹腔积液。

入院诊断　1．先兆流产；2．右侧附件包块：卵巢肿瘤待查，异位妊娠待查；3．IVF-ET术后。

诊疗经过

➤ 入院后腹痛缓解，生命体征平稳，入院时Hb 65 g/L，2天后复查Hb 68 g/L。超声提示宫内孕9周，右附件区包块较前无明显增大，不排除卵巢黄素化囊肿可能，予安胎治疗后1周出院。

➤ IVF-ET术后70天，因下腹痛2天再次入院。复查超声：宫内孕12周，子宫右后方混合性包块（147 mm×69 mm），盆腔积液。妇检：子宫右侧可及一囊实性包块，直径约14 cm，边界尚清，压痛(+)。Hb 78 g/L。诊断：盆腔包块。①异位妊娠待查；②卵巢黄体破裂待查；③卵巢黄素囊肿待查。开腹探查，见腹腔陈旧积血约200 mL，子宫如孕12周大，右侧输卵管呈紫蓝色，迂曲肿胀约7 cm×5 cm，伞端闭锁无破口，右侧卵巢增大约5 cm×4 cm。行右侧输卵管切除术，术程顺利。

术后病理　输卵管妊娠。

出院诊断　1．宫内妊娠合并右侧输卵管壶腹部妊娠；2．右侧卵巢黄素囊肿；3．IVF-ET术后。

随　　访　足月分娩，新生儿结局良好。

二、综合诊治

1. 发生率

宫内外复合妊娠在自然妊娠中非常罕见，发生率约1/30 000，辅助生殖技术广泛开展后，其生育后发生率明显增高达1%。肖红梅等[2]对2 322人次IVF-ET后妊娠进行分析，异位妊娠发生率为4.05%（94/2 322），其中宫内外复合妊娠发生率为0.86%（20/2 322）。

2. 病因

宫内外复合妊娠的发生机制可能有：放置胚胎时胚胎移植管头端朝向输卵管口；子宫分泌逆流导致反向传送胚胎；移植胚胎的操作导致子宫内膜出血；移植时流体静压力的推动使胚胎向宫角或输卵管区域排出；胚胎移植管的液体容积过多等。宫内外复合妊娠的发生与宫内移植胚胎数相关，Dor等[3]估算放置1~4个胚胎时宫内外复合妊娠发生率为1:119，放置胚胎≥5个时发生率为1/45。

3. 诊断要点

由于复合妊娠易于漏诊，因此妇科医生在诊断妊娠时，尤其是辅助生育后妊娠时需要警惕，宫内外复合妊娠漏诊误诊的最主要原因是对宫内外复合妊娠的认识不足，超声发现宫内妊娠存在的证据，使超声医生或妇科医生认为能够同时排除异位妊娠的存在。文献中报道33%复合妊娠在第一次超声检查时漏诊[4]，而对患者出现的腹痛、呕吐等症状以先兆流产、妊娠反应来解释。病例1患者虽已发现包块和盆腔积液，但由于患者病情未继续加重，且宫内妊娠证据明确，误以为可能是促排卵后卵巢增大、卵巢出血及卵巢过度刺激综合征。若入院时即行腹腔穿刺了解腹腔积液为血性而非卵巢过度刺激综合征渗出液，则可积极手术。因此对于早期妊娠超声时，无论是否有宫内妊娠的表现，均需要仔细检查双侧附件区等盆腔其他区域内有无包块，有无积液；尤其是患者有内出血或腹痛等表现时，需要与超声医生沟通，仔细检查。

4. 常见误诊

易误诊为妊娠合并卵巢黄体破裂、妊娠合并卵巢囊肿蒂扭转、卵巢过度刺激综合征等。

5. 治疗

对于宫内外复合妊娠，因可能需要保留宫内妊娠，诊断和处理尤其受到重视。对于宫内合并非特殊部位的输卵管妊娠（主要是指常见的输卵管壶腹部妊娠、输卵管峡部妊娠等），如果诊断明确，并且无内出血表现，生命体征平稳，可以考虑保守治疗。若患者不需要保留宫内妊娠，可行MTX全身应用（同异位妊娠保守治疗）及人流术；若患者保留宫内妊娠，可在超声监视下异位妊娠包块局部注入KCl、高渗盐水等。若保守治疗无效或有腹腔内出血，需进行腹腔镜探查或开腹探查术。手术的关键在于能否安全清除宫外妊娠组织并保留宫内妊娠，以及手术对宫内妊娠的安全性。腹腔镜手术优点包括手术恢复快，创伤小，抗生素及麻醉药物使用少等。多数宫内外复合妊娠发生在孕早期，临床医生及麻醉医生担心气腹及麻醉药物对宫内妊娠的影响。美国胃肠外科医师协会认为，手术时间小于60分钟，以及气腹压力小于12 mmHg时，对胎儿影响小。随访研究发现，孕早期接受腹腔镜手术的孕妇分娩的胎儿未发现远期不良结局[5]。因此，我院对于宫内外复合妊娠的患者，亦尽量选择腹腔镜手术，但需要有经验的内镜医生进行手术，术中避免使用垂体后叶素、MTX等药物。

一项大样本的宫内外复合妊娠与单独宫内妊娠的妊娠结局比较研究显示[6]，宫内外复合妊娠的自然流产率高于对照组（31.4% VS 15.3%），选择性流产率亦高于对照组（9.8% VS 1.0%），死胎率无差异（0.5% VS 0.5%），活产率低于对照组（58.3% VS 83.2%）。

第二节　特殊类型的宫内外复合妊娠：宫内妊娠合并宫角妊娠或输卵管间质部妊娠

由于宫角妊娠和输卵管间质部妊娠均位于宫角，术前超声有时难以诊断。即使在术中，因包块破裂出血，组织结构显示不清，临床医生也不一定能够准确诊断。部分文献亦不区分宫角妊娠和输卵管间质部妊娠。因此本书中将宫内妊娠合并宫角妊娠或输卵管间质部妊娠归纳在一起阐述。该病的特殊之处：①由于异位妊娠包块位于宫角，包块周围有肌层包绕，因此一旦破裂，内出血多，易发生失血性休克。如果未能早期识别或抢救不及时，患者可能就有生命危险。②由于合并宫内妊娠，且包块位于宫角，因此如何在处理异位妊娠包块时尽量减少对子宫的刺激，以及避免使用胚胎毒性药物，是保守治疗或手术治疗时需要重点考虑的问题。③正常宫角部位肌层较宫体部肌层薄弱，无论保守治疗或手术治疗都要考虑术后继续妊娠时子宫破裂的风险。④多数发生于辅助生育后，患者及家属保留宫内妊娠的意愿强烈，无形中给医生的诊断和处理带来压力。

一、病例介绍

病例2

辅助生育后宫内合并输卵管间质部妊娠

病　史　患者32岁，因"IVF-ET术后29天，反复右下腹隐痛1个月"入院。29天前宫腔移植胚胎2个。G1P0A0，1年前因原发性不孕症行腹腔镜下右侧输卵管造口术及盆腔粘连分离术（图12-1），术毕输卵管通液提示双侧输卵管通畅。

体格检查　腹软，无压痛，未行妇科检查。

辅助检查

> 超声：宫内孕6周，宫腔积液声像，子宫右旁混合性包块声像 24 mm×16 mm。

> 血hCG 38 902 IU/L，孕酮 346.32 nmol/L。

入院诊断　宫内外复合妊娠待查。

处　　理　患者腹痛轻微，无内出血征象，予做好手术准备，密切观察。入院第3天复查超声（图12-2）：右侧宫角向外突起一混合性回声团，大小29 mm×20 mm。该混合性回声团与宫腔内膜回声不相连，其周边未见明显肌层组织回声包绕，考虑可能为右侧输卵管间质部妊娠。在签署手术同意书时，患者突然出现下腹剧痛，伴头晕、恶心，血压89/37 mmHg，面色苍白，痛苦面容。腹软，下腹压痛及反跳痛明显。急诊行腹腔镜检查（图12-3），右侧宫角膨大约2 cm×2 cm，见一破裂口，肉眼可见绒毛组织，有活动性出血，膨大处位于圆韧带外侧。盆腔积血400 mL，予清除组织物并缝合。

术后病理　绒毛组织。

出院诊断　宫内妊娠合并右侧输卵管间质部妊娠。

随　　访　孕38周剖宫产，新生儿体重3.15 kg。

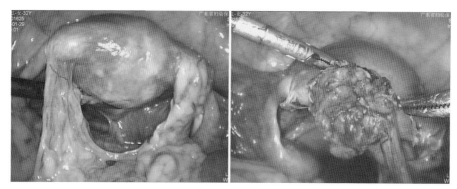

图12-1　腹腔镜手术中所见：盆腔粘连明显，行右侧输卵管造口术

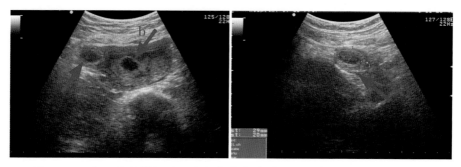

图12-2　B超：宫底横切面可见宫内孕囊（a箭头所指）及右侧宫角包块（b、c箭头所指），包块与宫腔内膜不相连

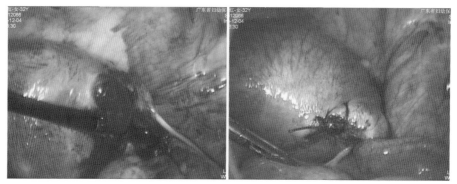

图12-3　腹腔镜手术中所见：右侧宫角破裂口，清除组织物后缝合

病例3

辅助生育后宫内合并宫角妊娠

病　　史　　患者29岁，因"IVF-ET术后30天，阴道流血9天，下腹痛3小时"入院。30天前宫腔内移植2个胚胎。G1P0。5个月前因"原发不孕"行宫腹腔镜检查（图12-4），发现左侧单角子宫，右侧残角子宫，予结扎残角子宫与单角子宫间的纤维带，并行左侧输卵管造口术及双侧输卵管结扎术。

体格检查　　妇检：宫颈举痛（+）；子宫增大如孕6周大小；双侧附件区压痛(+)，反跳痛(+)；后穹隆穿刺抽出不凝血2 mL。

辅助检查

➤ 超声：宫内活胎如孕6⁺周大小。子宫右旁混合性声像18 mm×18 mm，其内见无回声区5 mm×5 mm，包块与右卵巢分界清。盆腔积液5 cm（图12-5）。

➤ 尿hCG阳性。

入院诊断　　1. 腹痛查因：异位妊娠待查，残角子宫破裂待查；2. 宫内妊娠。

处　　理　　急诊开腹探查，盆腹腔积血约200 mL，子宫右侧与一大小约2 cm×3 cm残角子宫相连，之间可见结扎瘢痕，左侧宫角膨大约2 cm×3 cm，表面见1 cm×1 cm破口，可见绒毛组织堵塞，有活动性渗血。予行左侧宫角楔形切除术。

病　　理　　绒毛组织。

出院诊断　　1. 宫内妊娠合并左侧宫角妊娠破裂；2. 右侧残角子宫。

随　　访　　患者于孕35⁺³周担心子宫破裂风险，要求剖宫产，新生儿体重2.43 kg。

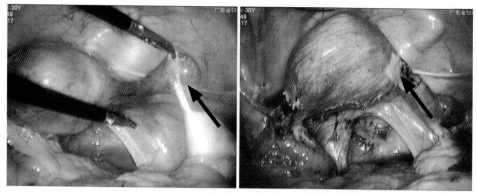

图12-4　腹腔镜手术中所见：左侧单角子宫及右侧残角子宫

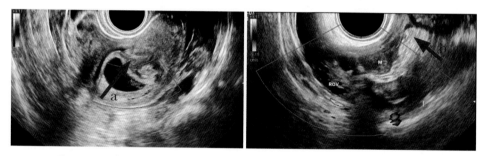

图12-5　B超：宫内孕囊（a箭头所指）及子宫右旁包块（b箭头所指）

病例4

自然妊娠后宫内合并输卵管间质部妊娠

病　　史　患者27岁，因"停经12周，下腹痛3小时"入院。G1P0，此孕为自然妊娠。

体格检查　心率111次/分，血压124/71mmHg。

妇检：宫颈举痛（＋），摇摆痛（＋）；子宫增大如孕11周大小，压痛明显，左下腹压痛明显；后穹隆穿刺出不凝血2mL。

辅助检查　超声：宫内单活胎，如孕11周。子宫右上方见实性包块约225mm×52mm，边界尚清，包块向左侧延伸达左侧附件。盆腹腔积液声像。

入院诊断　1. 腹痛查因；2. 腹腔内出血；3. 妊娠状态。

处　　理　急诊开腹探查术，盆腹腔积血约 1 900 mL，子宫增大如孕 3 个月大小，左侧输卵管间质部膨大约 3 cm×3 cm×2 cm，见破裂口伴活动性出血，行左侧宫角楔形切除术。

病　　理　绒毛及平滑肌组织。

出院诊断　宫内妊娠合并左侧输卵管间质部妊娠。

随　　访　孕 40^{+5} 周因"胎儿宫内窘迫"行子宫下段剖宫产术，新生儿体重 3.86 kg。

二、综合诊治

1. 发生率

较罕见，目前没有相关发生率的报道。经 Pubmed 检索，自 1960 年以来，文献共报道宫内合并宫角或输卵管间质部妊娠 90 例，其中自然妊娠后发生的占 10% 左右。

2. 病因

同复合妊娠。高危因素包括：既往宫角切除、输卵管切除史以及辅助生殖技术。

3. 诊断要点

（1）停经史，可能伴有腹痛及阴道流血，出血多时伴有休克等表现。

（2）多发生于辅助生育后，可能伴有输卵管绝育或切除、宫角切除史。

（3）超声可见宫内妊娠声像，以及宫角包块，包块周围见肌层包绕，包块与宫腔内膜连续（宫角妊娠）或不连续（间质部妊娠）。

（4）术中若包块位于圆韧带内侧，诊断宫角妊娠；若包块位于圆韧带外侧，诊断输卵管间质部妊娠。

4. 常见误诊

主要是由于宫内妊娠的易于发现，使得超声医生漏诊宫角或宫旁包块。既往文献报道仅10%在手术前确诊。近些年来，由于阴道超声的普及使用及临床医生的诊断意识提高，患者在包块破裂前的诊断率明显提高。

5. 治疗

（1）期待疗法：文献中共报道4例宫内合并宫角妊娠[7-8]，其中宫角部妊娠无胎心，予密切观察，宫内妊娠继续至足月分娩。其中1例孕期内定期超声随访，宫角部包块在孕20周左右吸收[9]。

（2）保守治疗：选择超声引导下减胎术，穿刺包块局部，吸出囊液及胚芽，同时可时注入KCl或高浓度NaCl。虽有孕囊局部注入MTX后分娩的胎儿未发现畸形的报道，但考虑到宫角部包块与宫内妊娠部位较近，不建议使用。保守治疗后仍有可能出现宫角破裂的风险，需要严密监测。 应有良好的随访及急诊条件，保障孕妇安全。文献报道一例孕6周宫内合并宫角妊娠行超声引导下减胎术，术后于孕8周出现宫角妊娠破裂，出血量达2 000 mL。患者坚决要求继续妊娠，予清除宫角处组织物，缝合破裂口，密切观察妊娠至成功足月分娩[9]。

（3）手术：开腹或腹腔镜下宫角切除或妊娠物清除术。近年来关于腹腔镜手术治疗的报道逐渐增多，但亦有部分作者行腹腔镜检查诊断宫角妊娠后，因担心术中大出血的风险，中转开腹手术。对于宫角切除或单纯组织物清除尚有争议。有学者认为切除宫角破坏子宫完整性，可能增加孕期子宫破裂的风险；而也有学者认为单纯组织物清除容易出现组织物残留。我们对2000年至今报道的宫内合并输卵管间质部或宫角部妊娠的文献进行回顾，发现所有手术患者，无论腹腔镜或是开腹手术，宫角切除或是单纯组织物清除手术，孕期均未有子宫破裂的报道，亦无持续性异位妊娠的报道。因此我们认为两种方法均是安全有效的。

Habana等[1]在2000年对宫内合并宫角妊娠的病例进行总结分析，宫内合并宫角妊娠的总活产率为57.6%，若在临床症状出现前诊断，活产率升至64.5%，与普通宫内外复合妊娠活产率相当（66.2%）。手术组较保守治疗组活产率高（60.9% VS 50%），流产率低（13.0% VS 50%），但手术组剖宫产率升高。两组均未发现孕期子宫破裂，尽管手术中发现部分患者宫角肌层菲薄。

第三节　辅助生育后双侧输卵管同时妊娠

一　病例介绍

病例5

辅助生育后双侧输卵管同时妊娠

病　　史　患者21岁，因"IVF-ET术后19天，阴道流血3天，下腹痛8小时"入院。宫腔内移植新鲜胚胎2个。G1P0。

体格检查　妇检：宫颈举痛（＋），右附件压痛（＋），无反跳痛，包块触诊不清。

辅助检查

➤ 超声：宫内未见孕囊，内膜11mm，子宫右旁可见30 mm×15 mm混合性回声团，盆腔积液3cm（图12-6）。

➤ 血hCG 890 IU/L，孕酮53.04 nmol/L。

入院诊断　1. 异位妊娠待查；2. IVF-ET术后。

处　　理　行腹腔镜检查术（图12-7至图12-9），术中见右侧输卵管壶腹部膨大肿胀约5 cm×4 cm×3 cm，表面呈紫蓝色，可见破裂口，有活动性渗血；左侧输卵管迂曲包绕卵巢，与盆底粘连；盆腔积血100 mL。予切除右侧输卵管，输卵管内可见绒毛。行左侧输卵管结扎术，术毕检查发现左侧输卵管壶腹部稍肿胀，切开肿胀处见组织物0.5 cm×0.5 cm，似绒毛，不排除左侧输卵管妊娠可能，告诉患者家属病情，要求切除左侧输卵管。

病　　理　　双侧输卵管妊娠。

出院诊断　　1．双侧输卵管壶腹部妊娠；2．IVF-ET术后。

随　　访　　术后3个月再次行IVF-ET术，放置冷冻胚胎2个，足月分娩单胎，新生儿结局良好。

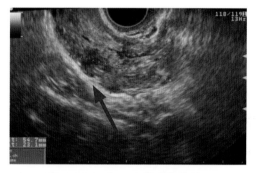

图12-6　B超：子宫右旁包块

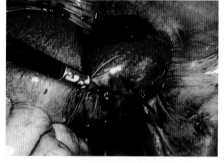

图12-7　腹腔镜手术中所见：右侧输卵管壶腹部肿胀

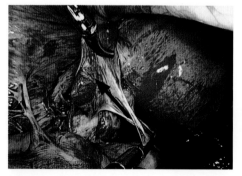

图12-8　腹腔镜手术中所见：左侧输卵管与盆底粘连

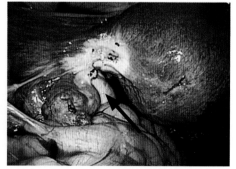

图12-9　腹腔镜手术中所见：左侧输卵管壶腹部稍肿胀

病例6

辅助生育后双侧输卵管同时妊娠

病　　史　患者35岁，因"IVF-ET后25天，阴道流血伴下腹坠胀10天"入院。25天前宫腔内移植冷冻胚胎3个。G4P0（人流2次，异位妊娠1次）。曾因"异位妊娠"行腹腔镜右侧输卵管开窗取胚术。

体格检查　妇检：宫颈举痛（-）；双侧附件未扪及包块，无压痛；后穹隆穿刺未抽出不凝血。

辅助检查

➤ 超声：宫内无回声区20 mm×5 mm，未见孕囊，子宫左旁混合性包块23 mm×21 mm，内见胚芽及胎心搏动。

➤ 血hCG 27 120 IU/L，孕酮 140.4 nmol/L。

入院诊断　1．异位妊娠；2．IVF-ET术后。

处　　理　行腹腔镜检查术（图12-10），右侧输卵管壶腹部增大约2 cm×2 cm×2 cm，左侧输卵管壶腹部增大约4 cm×3 cm×3 cm，表面均呈紫蓝色，无破口，左侧输卵管伞端见血块堵塞。子宫直肠窝积血约100 mL，予行双侧输卵管切除术。

病　　理　双侧输卵管妊娠。

出院诊断　1．双侧输卵管妊娠；2．IVF-ET术后。

随　　访　术后半年再次行IVF-ET术，移植新鲜胚胎2个，足月分娩单胎，新生儿结局良好。

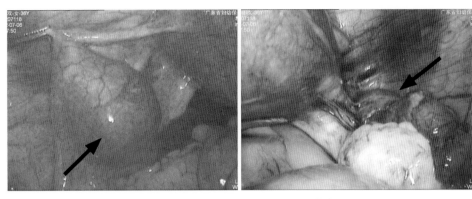

图12-10　腹腔镜手术中所见：双侧输卵管壶腹部增大

二、综合治疗

1. 发生率

双侧输卵管同时妊娠率约为1/200 000，在异位妊娠中占1/1 580~1/725。辅助生殖技术广泛应用后，其发生率增加约2倍[10]。

2. 病因

同复合妊娠。

3. 诊断要点

双侧输卵管同时妊娠由于没有特异的临床表现，难以术前诊断，通常是术中发现另一侧输卵管异常或一侧输卵管妊娠术后腹痛、腹腔内出血或血hCG值下降不理想、超声发现包块，进而手术确诊。本节中两例病例，均是IVF-ET术后发生，手术医生对双侧输卵管妊娠的警惕性较高，故术中仔细检查，病例5中左侧输卵管仅有少许肿胀，术中检查不仔细，很容易漏诊。

4. 常见误诊

由于术中发现一侧输卵管妊娠的证据使得手术医生未仔细检查对侧或者对侧输卵管妊娠发育不同步，未形成包块，术中无法发现，容易出现漏诊。

5. 治疗

双侧输卵管同时妊娠的治疗原则同普通的输卵管妊娠，但由于本病术前易漏诊误诊，多数在术中发现，因此根据患者病情选择是否保留输卵管。对于异位妊娠术后血hCG值下降不理想、超声怀疑宫旁包块时，可选择进行腹腔镜检查术，其微创、直观的特点使得患者更容易接受再次手术。

第四节　多部位复合妊娠

2个以上种植部位的复合妊娠发生率低，多发生于辅助生育后。文献报道以宫内妊娠合并双侧输卵管妊娠多见。Fukuda等[11]回顾了10例宫内妊娠合并双侧输卵管妊娠，其中9例为促排卵或辅助生育后妊娠，仅有3例术前超声诊断正确。7例进行腹腔镜手术，活产率60%，与其他复合妊娠的活产率相似，围生儿结局亦无明显差异。因此对于辅助生育后妊娠，需要充分考虑各种可能性，减少漏诊。

（孙小丽）

参考文献

［1］ Habana A, Dokras A, Giraldo J L. Cornual heterotopic pregnancy: Contemporary management options[J]. Am J Obstet Gynecol, 2000, 182（5）: 1264-1270.

［2］ 肖红梅，龚斐，毛增辉，等. 体外受精助孕并发异位妊娠92例分析[J]. 中南

大学学报，2006，31（4）：584-587.

[3] Dor J，Seidman D S，Levran D，et al. The incidence of combined intrauterine and extrauterine pregnancy after in vitro fertilization and embryo transfer[J]. Fertil Steril，1991，55：833-834.

[4] Wang L L，Chen X，Ye D S，et al. J Huazhong Univ Sci Technol [Med Sci]，2014，34（1）：103-107.

[5] Eom J M，Choi J S，Ko J H，et al. Surgical and obstetric outcomes of laparoscopic management for women with heterotopic pregnancy[J]. J Obstet Gynaecol Res，2013，39（12）：1580-1586.

[6] Clayton H B，Schieve L A，Peterson H B，et al. A comparison of heterotopic and intrauterine —only pregnancy outcomes after assisted reproductive technologies in the United States from 1999 to 2002[J]. Fertil Steril，2007，87（2）：303-309.

[7] Zhang Q，Li Y P，Deep J P，et al. Treatment of cornual heterotopic pregnancy via selective reduction without feticide drug[J]. J Minim Invasive Gynecol，2011，18（6）：766-768.

[8] Sentilhes L，Bouet P E，Gromez A，et al. Successful expectant management for a cornual heterotopic pregnancy[J]. Fertil Steril，2009，91（3）：934.

[9] 王蕾，段金良，曾琼芳，等. 胚胎移植术后宫内妊娠合并宫角妊娠减胎术后宫角破裂一例[J]. 华夏医学，2011，4（5）：614-615.

[10] Li W，Wang G，Lin T，et al. Misdiagnosis of bilateral tubal pregnancy：a case report[J]. J Med Case Rep，2014，14（8）：342.

[11] Fukuda T，Inoue，Toyama，et al. Bilateral tubal and intrauterine pregnancies diagnosed at laparoscopy[J]. J Obstet Gynaecol Res，2014，40（10）：2114-2117.